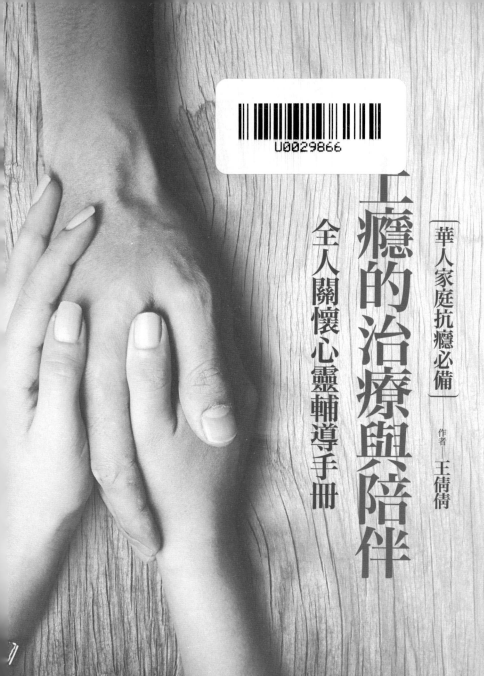

【華人家庭抗癌必備】

癌的治療與陪伴

全人關懷心靈輔導手冊

作者－王倩倩

U0029866

謹以此書獻給已過世的
靜宜大學李三益教授，
感謝他生前的肯定與鼓勵。

也以此書紀念
兒子、女兒、先生一起走過的人生風暴，
他們的平安與陪伴是這本書出版的動力。

給無名的陪伴者

親愛的伙伴，我不認識你

但是我要向你致上最高的敬意

也許你曾經是為孩子流淚、傷痕累累的父母

也許你是引導學生走義路的教官

也許你是在教會默默服事的基督徒

或許你就是擁有溫暖雙手的志工伙伴

我不認識你

但我知道你是那位放下九十九隻羊

耗盡力氣去尋找那隻迷羊的好牧人

也是展開雙臂擁抱受傷者的好鄰舍

正如當年彼得在聖殿外對著瘸腿的說：

「金和銀我都沒有，只把我所有的給你，

我奉拿撒勒人耶穌的名，叫你起來行走……」

我不認識你

但我知道你總是毫無怨言地默默陪伴

總是毫無保留地付出你的所有

為這個社會點燃微弱的燭光，增添一點向上的力量

這本書是為你而寫的，我的朋友

Content

第 1 部　看清真相

第 3 部　上癮的治療

| 專文推薦 |

不是只有「緝毒」，更要「棄毒」

高檢署檢察官 王捷拓

　　台灣除了既有毒品危害，現在新興毒品更是不斷推陳出新，且吸食、販賣年齡層逐年往下降也是問題，站在緝毒的第一線，即使卯足了全力仍然覺得抓不勝抓。

　　吸毒在一般學理上或許被認為只是自殘或是輕罪犯行，然個人經驗卻是吸毒者若未加以有效管制、引導戒斷，將會有相當多的人在群聚環境中走向販毒重罪，人生就此長期失去自由，對國家、社會是一項大問題，也是大家忽略吸食毒品的另一危險層面。所以斷絕毒癮除了政府積極緝毒之外，更要做到「棄毒」。而棄絕毒品必須要從家庭、社區以及吸毒者的心靈層面做起。

　　我和王倩倩老師有緣曾共同參與台中地區的反毒策略研討會，當下知道她雖然旅居國外，然對台灣的毒品防制及相關法令竟非常熟悉，且對國內反毒工作投入相當大心力，這點讓我很驚訝，足見她對改善台灣藥物濫用的用心。

　　這本書提到「中繼站」的重要，也就是當戒癮者從監獄或戒毒村中期滿，回到原來居住的地方，如果沒有適當的監控及觀護，很容易再度落入成癮的陷阱中，這是非常正確的觀念，因此她主張家庭功能健全者，可以透過《上癮的治

療與陪伴》這本書讓家人成為最好的陪伴者，透過教會等輔導機構的團體介入，幫助有心戒癮的人可以在重返社會的同時，有正確的監督及陪伴。但是，台灣有許多藥物濫用者來自失能家庭，即使有心想戒卻無法脫離毒品的環境，這一點還需要政府及民間配合相關法令，廣設中途之家，監督並協助這些家庭失能的成癮者邁向康復。

從事緝毒工作多年，網路的興起、新興毒品的多樣化、法令的問題以及家庭的失能，讓 18 至 24 歲年輕人成為染毒的最大族群，因此從源頭防制起即有迫切必要性。只有執法單位的加強緝毒可能還不夠，需要從心底願意「棄毒」才能帶來真正的改變，而這不是三天兩天就能做到的，需要長期而且有計劃的陪伴，正如同書中所言：「戒癮沒有康復，只有邁向康復。」

王倩倩老師的著作可以從不同的角度看待一般家庭都會面臨到的成癮問題，相信這本書能夠幫助解決目前台灣的藥物濫用問題，如果成癮者都能逐漸邁向康復，對緝毒的執法者而言，也是相當樂見的。

許多藥物濫用者背後幾乎都有愛他們的家人，國人基於面子因素或過於溺愛孩子，明知道孩子染毒卻不敢舉報，以至於越陷越深，最終走向販毒、犯下大錯才後悔莫及。像王老師這樣堅持到底、不與毒品妥協的精神，在華人家庭真的少見。在我緝毒的工作中也常看到許多家庭由於長期不堪其

擾，放棄吸毒的家人，以至於當他們從監獄出來時，有家歸不得，又沒有一技之長，人生無望，乾脆繼續吸毒、販毒。這是非常可惜的一件事。

　　王老師藉著這本書鼓勵成癮者周圍的家人、朋友不要放棄，只要用對方法，還是會有康復的一天，非常令人感動。這本書除了提供一些方法之外，也有不少案例說明成癮因應之道，加上她本身是社會工作系畢業，並且擁有非常豐富的輔導經驗，更特別的是有許多成功個案的經驗，盼望能夠藉著她的專業、經驗與熱忱，為台灣許多被各種成癮所困的家庭帶來一線生機。

　　熱忱是最令人感動的，盼王老師的這份熱忱能自然散佈在這塊土地中。

| 專文推薦 |

終結毒癮，終結憂傷

台東縣縣長 黃健庭

　　毒品成癮，是必須嚴肅正視、積極處理的問題。我們經常從新聞報導，看見毒品對一個人、對一個家庭的巨大傷害。然而，毒品誘惑以及它可能造成的危害，距離你我並不遙遠，對青年族群更是如此，我們不能坐視，毫無警覺。台東縣內六所監所四千多位受刑人中，毒品案竟高達 46%。

　　我擔任縣長以來，非常重視警察同仁掃蕩毒品、查緝販毒集團的工作。從維護治安的角度來說，遏止毒品氾濫無比重要，我們的成效也很顯著。

　　二〇一六年截至十一月底，台東縣警察局掃蕩毒品執行計畫達成率高達 246%。縣府衛生、教育、社會等局處，也與醫療院所、民間團體合作，強化反毒宣導，盡全力把毒品趕出校園，為下一代營造「健康無毒」的成長環境。這些努力，一如我們推廣多年的「戒酒馬拉松」，都是要讓令人憂傷流淚的悲劇不再發生。

　　台東一直是單親、隔代教養家庭和中輟生比例最高的縣市，高風險家庭與青少年犯罪息息相關，尤其網路社群的發達更加速毒品相關犯罪。如果身邊最親近的人吸毒成癮，驚

訝難過之餘，究竟該怎麼做，才有機會幫助成癮者克服毒癮挑戰，重返人生正軌，恢復健康，也修補家人之間的緊張關係？很少人有足夠經歷或知識來應付這種情境。

這本《上癮的治療與陪伴》正為社會大眾提供了具體有效又值得嘗試的途徑。無論是對成癮戒斷防治的專業人員、身邊有成癮者的人，或是想瞭解這個議題的讀者，這本書都具有很高的參考價值。

倩倩姊妹是社工系畢業，曾在神學院接受傳道人的訓練，經營事業也有一番成績。但最讓她有資格以「全人關懷、心靈輔導」角度書寫「上癮治療陪伴」的理由，是她陪伴兒子走出毒品陰霾、遍嘗煎熬的親身經歷。倩倩從幫愛子尋找戒毒機構開始，逐漸累積她對上癮輔導治療這個領域的認識。不得已成為專家的這一路上，她付出不少代價。她整理昇華人生經驗，提煉出成癮者治療陪伴的清明指引。

與她前一本著作《上癮的真相》不同，這本《上癮的治療與陪伴》更深入剖析成癮者與家人之間的「依附關係」，對於透過戒治邁向康復有更多著墨，並且探討了酗酒、網路色情、賭博成癮等同樣重要的延伸議題。

倩倩曾在接受訪問時提到，面對成癮者，單單用「愛的教育」、「愛的挽回」是無效的，必須有毫不妥協的堅持。這本書提供了充實的案例分析、因果探討，也有針對輔導實務、協談方法的見解。更難得的是，還流露出作者對人性幽

暗軟弱部分深刻的理解同情，以及對上帝堅定不移的仰望依靠。她堅持把經驗、反思化為文字，她的努力必將成為許多讀者的祝福。

| 專文推薦 |

癮字這條路，有解！

社團法人台灣城市引力協會理事長 黃國倫

當我得知倩倩傳道又有全新力作時，心中感到無比地雀躍，這絕對是二〇一七年華文出版界的大好消息！本書也為戒癮輔導的專業領域，增添了本土、在地的豐厚視野與細膩觀察。

在我從事諮商的歷程中，接過不少毒癮的個案，我發現能否成功戒毒／癮，家屬的心態在這當中有著極大的關鍵性，但是在華人社會「家醜不可外揚」的巨大包袱下，總是一個又一個的選擇遮掩和隱藏。

我相信倩倩傳道絕對不是一位心臟特別強的母親，但是她帶著傷痕、靠著恩典，突破了文化的藩籬，在基督信仰中紮實尋求「癮從何來」的脈絡，不僅現身說法，甚至願意多走不只一哩路，陪伴許許多多正在淚水與痛苦當中的無助父母，一次次地從泥淖中站起來又跌回去再站起來，進而從事極具專業深度的戒癮輔導。這樣用生命影響生命的作者，她本身的故事和她用盡心力傾聽的故事，太值得我們好好地再三咀嚼。

過去幾年，我和我的團隊有幸與倩倩傳道在反毒宣廣上

有不少的合作，一起舉辦過上百場的講座，對象觸及各縣市教育局、衛生局、觀護人、學校的老師家長還有教會，當時她也積極尋求立委及法務相關人士的支持，希望透過立法讓毒品檢驗試劑能夠普及化，在一般的藥局就可以方便取得，雖然奔走了許久，尚未看見曙光，但這本《上癮的治療與陪伴》憑書可免費索取毒品檢驗試劑，實在是別具創意的好點子，也可以由此看出倩倩傳道真是一位劍及履及的實踐者，佩服！

　　此刻，你我所處的絕對是一個容易上癮的世代，不只是毒品，還包括人際關係的癮、網路世界的癮，還有各種看得見、看不見的癮，都很可能悄悄地溜進生活的各個層面，而「福音本是神的大能，要救一切相信的」（羅馬書 1 章 16 節），癮字這條路在基督的福音中絕對有解。且讓作者以一個陪伴者和輔導者的角度，領著我們找到那條有根有基的路徑。

| 專文推薦 |

戒癮，是戒掉那股心裡的癮

基督教晨曦會總幹事　劉民和

　　認識作者這些年間，看到她陪伴孩子的用心和依靠神的信心，造就她對上癮者的認知，因著對神的盼望，學習忍耐等候。

　　人類在犯罪墮落後，就容易陷入上癮的行為。上癮的簡單定義就是：明知道已破壞了個人生活、家庭婚姻生活、工作生活、精神生活、道德生活等等，還是要去做，就可說是上癮了。

　　單一治療行為是很難幫助人戒癮的，因為上癮行為會導致「全人」被破壞，即身心靈和社會行為都受影響，這樣的治療康復需要時間、內容與愛心。我曾吸毒上癮十年，一路吸、一路想戒，但總是無法戒掉那股心裡的癮，直到我加入了福音戒毒行列，才真正戒掉。從事幫人戒毒癮四十年期間，更看盡戒毒癮者的生生死死。生生，是指有人信靠了耶穌得生命，並遵守主道過生活，成家立業，事奉上帝。死死，是指有人在戒的過程中，吸毒過量死亡，或自殺結束生命，靈魂永遠死亡，與上帝永遠隔絕。

　　戒癮的方法很多，不論是藥物治療、心理治療、環境治

療、門診治療、住院治療、居家陪伴的、強制就醫等等，最徹底戒毒癮的是——福音戒毒癮。戒癮不只是教育問題、政治問題、經濟問題、生物問題、社會行為問題，更是個生命課題。生命出了問題，就容易被癮捆綁，也不容易戒掉。許多處理癮的問題，多注重在「誘因」上著手，而「原因」鮮少人注重。若沒有診斷出原因，沒辦法對症下藥，結果就會不同。

　　作者是虔誠的傳道人，秉持基督信仰的理念，深知福音是神的大能，要救一切相信的人。故此，她捨命陪伴孩子，寫出此書，有血有淚，值得一看！本書特別對上癮者的家屬帶來盼望，我的母親曾對我說：「孩子我愛你，又愛不下去！不愛你又不行！真是心如刀割！」但如同作者日夜為孩子禱告、等候陪伴，終有一天，神會動工感動孩子。

　　福音是神的大能，要救一切相信的人。福音就是神的兒子耶穌基督降世為人，對生命的救贖。福音使信的人與神和好、與自己和好、與別人和好，建立正確的關係，成為正當的人，心中有神，目中有人，戒毒癮指日可待。

　　不只如此，福音還能把心癮戒除。我曾寬恕了要置我於死地的人，並接納他的女兒為乾女兒，這是耶穌基督偉大的愛，主耶穌說要愛你的仇敵，為那逼迫你的禱告，這樣就可作你們天父的兒子，因為日頭照好人，也照歹人；降雨給義人，也給不義的人。基督的愛何等偉大！推薦此書！

| 專文推薦 |

家長走出來，孩子才能走出來

台南市副市長　顏純左

　　接到啟示出版社要我寫一篇有關倩倩的這本《上癮的治療與陪伴》的序言，對於倩倩的用心非常感動，和倩倩的認識是在大約民國 101 年，當時中西區的仙草里長曾俊仁拿給我一本書《上癮的真相》，他告訴我說：「副市長，你一定會喜歡這本書。」曾里長是我多年的好朋友，從事民主運動並對於基層的工作非常務實，也瞭解多年來我一直從事反毒的工作。

　　有一天在南科擔任董事長的沈碧蘭小姐打電話跟我說：「王倩倩小姐想跟你認識與見面。」我記得那是在 102 年十月份，當時我的公務非常繁忙，儘管如此我還是決定跟孩子爬玉山，記得跟倩倩、沈董事長相約是爬玉山那天的中午，在新營民雄餐廳見面，那天早上我多年暈眩舊疾又復發，當天仍先趕了兩個行程並穿了厚的衣服將汗水逼出來，讓暈眩症改善，然後就和沈董事長與倩倩在餐廳見面。

　　見面當中一路相談甚歡，有許多觀點雙方都非常契合，也認為台灣目前的反毒政策出現許多的瓶頸，當天談完之後趕到嘉義去和兒子會合，那是一次痛苦的登山經歷，但我安

然度過了。

　　對於倩倩的瞭解讓我非常地感動，她的孩子染上了毒癮，倩倩是一位堅強的母親，在孩子染上毒癮過程中，彷彿讓她上了一課，孩子就是她的一本教科書，這本教科書比別人的還厚、還重，每一頁每一個字都是用親情在讀，用親情在經歷，也造成了倩倩不一樣的人生及她在毒品防治方面的貢獻。

　　我自己本身是一位內科醫師，在過去從醫的生涯當中，看到許多毒癮病人，在 93 年擔任台南縣副縣長的時候，也看到了許多這種現象，94 年初當我們目睹台南縣的愛滋病由 91 年的 26 個、92 年的 60 個到 93 年的 148 個，看到了台灣即將引發毒癮愛滋病的風暴，這個現象代表了毒癮的嚴重性，我們提出了清潔針具及替代療法，成功地抑制毒癮愛滋病的盛行。

　　在毒癮事件中我們看到的不是疾病也不是貧窮，而是人類面對空虛與壓力的窘境，許多人進入毒品世界中，企圖找到解壓之道，而陷入不能回頭的路。吸食毒品是人性的一部分，人類一定會有空虛、壓力及寂寞，面對這些人性的弱點，發展出不同的工具來處理這些困境，我們看到了藝術、運動與許多正常的消遣活動也成就了人類的文明，但有一部分的人必須進入藥品或者毒品的世界當中，所以毒品是這個社會的現象，只是它的危害相當大。

　　台灣目前的反毒政策防治的重點放在學校，但學校老師所面對的是龐雜的教學環境以及那麼多的學生，所以校園的防治工作一向做得不徹底，最主要幾個原因為：

1. 如果發現校園裡面有學生吸毒的現象，老師的輔導工作勢必會增加。
2. 如果這件事情宣揚出去，會造成校譽受損，學生數量會減少，對於目前少子化的台灣是一個很大的挑戰，萬一學生變少、班級減少，老師超額將會使老師被調出去。
3. 現在的學生非常聰明，都知道吸食毒品幾天之後驗尿是驗不出來的。
4. 許多學生也瞭解許多逃避檢查的工具，例如用假尿的現象。

　　所以，目前在校園裡面的稽查並無法反應出社會的真實面，導致校園的稽查出來數目非常少，但學生吸毒的情形非常地嚴重，我跟倩倩的想法一樣，都認為有幾點現在必須要做的事情：

1. 把檢驗毒品的試劑當成一般的衛生醫療用品，讓家庭可以在藥局裡面購買得到，就像驗孕棒一樣，可以隨

時幫自己的孩子驗尿，讓從發生吸食毒品的時間到發現的時間可以縮短，能夠早期發現早期治療。

2. 預防的工具不只是涵蓋平常的教導，而是引導學生往自己有興趣的方向走，我在96年的時候曾經用國中正常的孩子與中輟生、援交少年與飛行少年做比較，發現裡面過動症的孩子高達30％，而對照組只有4％，所以如何從過動症孩子著力是一項預防的重要項目，學校要成立技職專班，讓這些讀不了書、無法由看跟聽當中學習的孩子，找到自己的興趣，找到學習工具的強項，讓他在校園裡面不會覺得沒有成就感。

3. 台灣必須回到管理國中生、高中生參與廟會的情形，國中生、高中生廟會大部分是同儕的相邀，我們看到很多國中生、高中生在參與廟會的過程中嚼食檳榔和抽菸，可能暗中也有吸食毒品的情形，我認為應該讓國中生、高中生參與廟會的學生取得正式的證照，等同是街頭藝人，讓他們從證照當中去學習找到發亮的舞台。

4. 要教導學生家長要如何即早發現染上毒癮的孩子。

我經常在各學校演講，告訴家長孩子可能染上毒品的五個現象：

1. 作息時間改變。
2. 開支不正常。
3. 功課一落千丈。
4. 身上聞到一股味道。
5. 不希望你去翻他的書包，不願意你去了解。

　　倩倩在這本書中談到許多方面，我個人表示敬佩，我想倩倩是因為有一個跟別人不一樣的孩子，所以上帝給她新的使命，是經由她痛苦的經驗才得到的。這本書由孩子的失敗重新出發的心得，我想這本書能夠成為許多家長面對毒品的力量，從預防、處理、面對復發的經驗跟大家分享，也幫助更多的家長走出孩子的陰影，唯有家長走出來，孩子才能完全走出來。

| 專文推薦 |

這個世代需要這樣的聲音！

新生命小組教會主任牧師 顧其芸

　　當成癮的轄制如海浪般襲擊整個社會，家庭、校園無一倖免。在各地幾乎都可以看到受各種成癮綑綁的年輕人，然而我們卻也看到上帝揀選一位母親，為這個世代受上癮綑綁的家庭帶來安慰與希望，更特別的是她竟然找到出路，並且提出方法。

　　由於新生命小組教會長期牧養關懷許多年輕人，深切知道當今世代許多年輕人被各種上癮綑綁，因此四年前透過出版社知道有這麼一本《上癮的真相》上市時，立刻邀請作者到教會分享，成為第一個在台灣邀請倩倩傳道分享的教會。當時引起教會界極大的迴響，竟然還有檢察官、學校教官、家長會長……等人，第一次走進新生命參加聚會。

　　後來知道《上癮的真相》榮登暢銷書排行榜，許多家長也因為這本書而接受主，非常為她感恩。倩倩傳道兼具理性與感性的講道，將聖經真理融入實際生活之中，加上她曾經是廣告人的獨特講道風格，深深吸引我們教會的年輕人。由於她長期旅居美國，當時台灣教會對她十分陌生，我還特別將她引薦給其他教會，讓更多的教會得著幫助，藉此喚起眾

教會對現今世代議題的重視。

　　倩倩傳道最特別的地方，是不僅分享她個人的見證，還提供方法及解決之道。這是非常特別的，我們經常在教會聽到家屬受苦或浪子回頭的見證，但她並不僅止於苦難，而是將自己的苦難甚至羞辱成為祝福別人的工具，將國外戒癮的理論融入華人特有的文化，加上輔導許多個案的經驗，寫成這本《上癮的治療與陪伴》。

　　倩倩傳道從事廣告創意工作超過二十年，文筆十分流暢，因此她可以將原本生硬的戒癮理論融會成淺顯易讀、適合華人閱讀的著作。她的著作更被教會以外的團體接納，經常受邀到政府機構演講，藉著演講幫助了成千上萬的年輕人。

　　從受苦的母親到幫助其他家庭的戒癮輔導，其中必定經歷許多艱辛的旅程。據我所知她的兒子狀況不錯，但因為上帝的呼召及對受綑綁靈魂的負擔，敦促她這麼辛苦地完成第二本書《上癮的治療與陪伴》。坊間大部分的輔導書籍都是國外翻譯的著作，但當華人家庭面臨成癮問題，卻摻雜了許多文化的問題如：面子問題、隔代教養等，需要有華人觀點的輔導書籍。

　　在牧養時經常遇到成癮者及他們的家屬，我們不能因為不瞭解而將他們拒絕在教會門外，而是要關心他們，用正確的方法來幫助他們。正如同書中所言：「上癮是靈魂的墮

落，而那卻是耶穌最擅長的。」盼望這本書能夠成為所有華人家庭必備的工具書，而所有被綑綁的靈魂、被成癮傷害的家屬，當他們走進教會時都能夠得到救贖及醫治，因為耶穌來的目的「不是召義人，乃是召罪人」。

| 自序 |

天使們，除了有心，
還要有一雙可以飛翔的翅膀

上癮，是靈魂最沉錮的失落……

價值錯亂、藥物濫用、網路迷惘、家庭失能……

讓現代人以重力加速度的力量，急速往下墮落……

只能眼睜睜地看著家人往下沉淪卻無可奈何，

盼望這本書的誕生，能為這個上癮的世代加添向上的力量！

以及找著「向上」的途徑……

　　近年來受到西方文化與經濟的衝擊，初步統計台灣每小時就有六對夫妻離婚，也就是每小時有六個家庭破碎，延伸出來的家庭問題與傷害，巨大到難以想像。需要忠心又有見識的「陪伴天使」，做「補破網」的工作。我們無法依賴學者專家給的建議，更不能藉著周而復始的「醫治釋放」解決人生許多的難題；面對人生難題時，身旁「陪伴者」的付出與關懷，就是改變生命的真正力量。

　　每當我們為台灣教會的增長感到欣慰，為年輕人的大量湧入教會感到興奮。但潛在的危機卻暗潮洶湧地襲擊台灣，網路肆無忌憚無限擴張，扭曲的價值觀，瀰漫整個社會。曾

經在台灣西部、東部演講，許多村莊超過一半的人口被吸毒與酗酒殘害，最可怕的是「代代相傳」。地方首長憂心如焚卻無可奈何，人力財力的匱乏讓情況更加惡化。我問一位接待我的地方首長：「我能為你們做什麼？」他告訴我：「人，並且長期委身的人。」

正當此時，許多長期在台灣鄉村的國外宣教士紛紛撤回，他們認為台灣教會應該可以自養自足，不需要仰賴西方宣教士的投入。城鄉差距的擴大不僅在縣市政府，也在教會界。當看到動輒耗資數億建造宛如天堂般的禮拜堂，對照每月拿不到二萬元，卻默默守護、陪伴弱勢族群的傳道人，驚訝「Ｍ型化社會」的趨勢竟然也會發生在教會……。即使環境多麼險惡，還是有許多上帝差派的「守護天使」環繞著我們，讓身陷「戰場」的親人不至孤軍奮戰。

是怎麼發現的？當我開始在各地舉辦我的第一本書《上癮的真相》新書分享會時，看到排著長龍等待簽名的讀者，真是吃驚：「他們是誰？怎麼會有這麼多人買書？」又知道《上癮的真相》數度榮登博客來網路書店暢銷書寶座，更讓我驚訝！這年頭有人願意讀書就已經不容易了，誰還願意買這種「冷門書」？

當我詢問這些讀者為什麼會買《上癮的真相》時，眼淚就掉了下來……「我朋友的孩子吸毒，我想送這本書給他」、「我叔叔的小孩網路成癮，他應該需要」、「我是教官，希望

能藉著這本書幫助孩子」、「我是教會的小組長，希望能幫助我的組員」、「我是反毒志工，需要這樣的工具書來幫助個案」、「我是法院觀護人，等這樣的書等了很久」、「我是得勝者志工，想知道學生染毒我要怎樣處理」、「我哥哥有吸毒，我想幫助他」、「我們教會牧養許多年輕人，需要這樣的書來幫助這個世代」……原來買書的人都是上帝差派到這個世界的「陪伴天使」！我心想：**哪一位作者這麼幸運，將來能在天上舉辦「讀者聯歡會」？**

　　身為傳道人又是華人的母親，常常感到極度的無奈與無力感，奇妙的是上帝藉著我的軟弱、使用我走過人生死蔭幽谷的經驗，透過我的筆，觸動每一位陪伴者，願意付代價成為上帝的守護天使：「守護這個世代，守護在毒癮中掙扎的羊群，看顧被病魔折騰的病人，陪伴被憂鬱症禁錮的朋友，以及躲在陰暗角落不敢面對真實人生的上癮者。」是這些陪伴者激勵我，願意多走一哩路，出版這本《上癮的治療與陪伴》，讓這些「天使們」除了有心，還有一雙可以飛翔的「翅膀」，飛越最難纏的上癮泥淖……

　　正當我著手撰寫這本書之際，我長期輔導的家庭，他們的孩子竟然在戒毒兩年後接二連三地再度復發，更令人心碎的是我的孩子也在同一時間跌倒了！這對我是極大的打擊，當時的我茫然不知所措……於是我關閉臉書，放棄一切服事，心想：「我拿什麼臉去輔導別人？」

　　然而，我曾經幫助過的家人哭著對我說：「倩倩老師，連妳都倒了，那我們怎麼辦？誰來幫助我們？」先生的一句話提醒我：「你是作者，就照著你書上寫的照做吧！」於是我咬緊牙關，照著《上癮的真相》所寫的做，沒想到更大的祝福來自後頭……。

　　這段慘痛的經歷不但讓我對上癮者有更深的認識，成為這本書的最佳養分，更令人興奮的是當時再度墮落的孩子們（也包括我兒子）體會到「持守」的不易，學會更加謙卑地倚靠主。而今，其中一個目前已經大學畢業，準備到高中當數學老師；另一位還沒大學畢業就已經找到實習工作。

　　許多孩子一個一個從上癮的「泥濘」中站起來，而我兒子因為歷經復發也認知到自己需要更強大的力量，正在努力向上中。沒有這段經歷，就沒有這本書的誕生，直到如今，我所寫的每一本書都是在血淚及恩典中完成的。

　　這本書和第一本《上癮的真相》最大的不同就是更深層地剖析上癮者及家屬們的心態，並且以戒治「成年上癮者」為主要對象。全書分四大部分：認清上癮、轉捩點也就是危機處理、戒癮的治療，以及邁向康復，內容不僅包括藥物濫用，還有酗酒、手機成癮、色情網路成癮、賭博等等，也是非常實用的心靈觀護手冊。

　　這四大部分都是環環相扣，最好能夠連貫閱讀。當然也可以將它當作自省的書，預備自己擁有更大的屬靈容量，能

夠被這個世代所用，每章都附有「思考與討論」適合小組聚會使用。

坊間類似的輔導書很多，大都是國外翻譯，與華人的習性、語法差異很大，雖然國外作者豐沛的學養與卓越的屬靈洞見，值得我們學習，但身為華人的基督徒，必須擔負起福音本土化的責任，需要更多的文化勇士承擔及長期關注。

蒙祝福的秘訣，不在於「拿」而在於「給」。當我們回到天家，上帝不會問你：「給了多少？」因為每一個人所擁有的財富、資產不一樣，上帝會問我們：「你留下多少不給我？」盼望這本書能夠成為聖經中寡婦奉獻的那「兩個小錢」，雖然微小，卻擲地有聲直到永恆……

第一部
看清真相

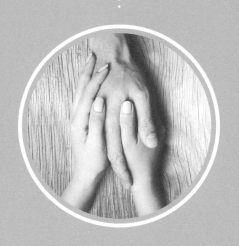

你們必曉得真理，真理必叫你們得以自由。
——約翰福音8章32節

第一章

戒癮輔導的盲點

當太陽出來時，霧就自然散去了！

Cure &
Care for
Addicts

　　如果我問你：「你有不為人知的上癮嗎？」大多數人都會回答：「我不抽煙、不喝酒，沒嗑藥，我沒有！」不過，當你了解上癮的定義時，我再問一次「你真的沒有上癮嗎？」，你可能會猶豫地回答：「可能有吧。」

　　比較通俗的說法：上癮就是「不得不」。

　　早上不得不來一杯咖啡，否則整天沒有精神；

　　上了捷運不得不滑手機，否則會不知所措；

　　回到家中一定要拿著遙控器，否則會感到很不安；

　　雖然銀行戶頭裡沒錢，到了百貨公司週年慶仍不得不大肆採購，否則會不知道往哪裡去；

　　每天不得不運動，沒有流汗就渾身不對勁；

　　飯後不得不來根香菸，否則手指頭會抖著很厲害……

　　這些「不得不」的舉止都是上癮的現象。

　　通常人們只將「上癮」定義在吸毒、抽菸、酗酒等物質類上癮，其實上癮可能存在於大多數人的生活之中，有些甚至被社會讚許，如：工作狂、宗教狂、運動等。還有一種上癮來自內心深處的層面，如：熱愛掌聲、自大狂、守財奴、言語刻薄、習慣性的說謊、習慣性暴怒……等。這些造成的傷害也包括無形的傷害，如：言語（負面攻擊、網路霸凌）、精神（威脅、恐嚇、否定……），甚至靈性（色情網站）。有時候這些無形的傷害更讓我們難過到窒息。**「癮」其實存在於生活中的各個層面，關鍵在於「有沒有傷害自己或**

他人？」

　　「上癮」的另外一個特點就是「誤以為」我們可以控制，但是到後來卻被其控制。許多上癮（如性癮、毒癮），剛開始覺得自己可以掌握、只是偶爾為之，卻如水煮青蛙一般，到最後還是讓人「遍體鱗傷」。即使聖徒如保羅都忍不住吶喊：「我也知道，在我裡頭，就是我肉體之中，沒有良善。因為，立志為善由得我，只是行出來由不得我。 故此，我所願意的善，我反不做；我所不願意的惡，我倒去做……我真是苦啊！誰能救我脫離這取死的身體呢？」（羅馬書 7 章 19-24 節），更何況我們？

　　所有的上癮都是循這樣的模式默默前進，令人毫無防備。身為輔導者的第一要件就是要認知「癮」有可能發生在每一個人的身上，包括你自己；會發生在生活中的每一個層面，其中有為人知或不為人知的。「癮」的中文字形符合它的定義：「隱藏的疾病」。當這個疾病不再隱藏，就沒有「癮」了！因此**「面對真相、不再隱藏」是邁向康復的第一步**，但卻是最困難的一步。

➡ 同理心與輔導

　　身為輔導者必須認知「癮」是如此地令人沒有防備、如此地默默無聲發生在每一個人的身上，如此才能體會「戒

癮」的不容易，才能進入戒癮者的心中。

　　曾經和家族都是基督徒的傳道人共事，這位傳道人在人品上幾乎沒什麼好挑剔的，不菸、不酒、非常節儉，每天靈修，經常宣教，對傳福音很有熱忱，但是言談中總是有那麼一股說不出來的「自以為義」。他是戒毒村的輔導。曾經有位戒毒村的學員告訴我：「倩倩老師，我真的很恨他，他把我看的很低、很下賤，好幾次我在夢中掐住他的脖子，真的很想揍他……」

　　我聽了非常驚訝，心想不會如此吧？會在戒毒村服事的人都應該是很有愛心的！沒多久這位傳道人居然離婚了！他的前妻曾經吸毒，但經歷神的恩典，悔改念了神學院，雖然是富家女，卻願意成為傳道人的妻子和他一起過清苦的日子，還曾一起到落後地區宣教。我心想會堅持離婚、讓這位傳道人貼上「離婚」的標籤，想必作妻子的一定是恨之入骨了——和戒毒村的學員如出一轍的心態。

　　當我和這位傳道人談話的過程中，才知道為什麼他的妻子堅持和他離婚。他告訴我：「我是第四代基督徒，勤儉顧家，連菸都不抽，她是我第一個女朋友，而她嫁給我的時候還帶著一個小孩，連我岳父都說，如果有錯一定是她的錯！」他接著說：「她很浪費，每次去餐廳總是叫滿桌的菜。」

　　我告訴他：「你前妻不是浪費，是大方！」他說：「身為

傳道人的妻子，應該要勤儉持家，怎麼可以收取娘家給她的錢？」我說：「這是恩典，你應該要感謝，怎麼會數落呢？」他還說：「怎麼可以帶孩子逛百貨公司？應該帶孩子到公園啊！」我回答：「台灣夏天炎熱，帶孩子逛百貨公司吹冷氣，沒有什麼不對啊！」

　　他的妻子和戒毒村的學員都有一個共同的觀感，就是「和他相處覺得自己很糟糕」——這就是問題。許多青少年視父母如猛虎，逃都來不及，更何況相處？為什麼？因為我們很容易將上癮者標籤化，這個標籤就是：「我很好，你很爛！」

　　奇特的是，當這位傳道人告訴戒毒村的學員：「我離婚了！我很難過！請你們為我禱告！」幾乎每一位學員都擁抱他、反而更接納他。保持「大家都是罪人，我也一樣」的同理心，才能真正進入上癮者的內心。我們在傳遞一個「禮物」，而不是定罪，這個「禮物」可以幫助你脫離綑綁——這是面對上癮者的基本態度，如同詩人所說的：「主——耶和華啊，你若究察罪孽，誰能站得住呢？但在你有赦免之恩，要叫人敬畏你。」（詩篇130章3-4節）

　　任何的「指正錯誤」通常很難帶來改變，反而會將你拒之千里。然而還是有父母告訴我，怎麼能夠不糾正孩子的錯誤呢？這樣不是寵壞他們嗎？問題是孩子也知道那是錯誤的，但是就是「無法控制自己」不去做。這就是最大的落

差：**不是不知道，而是做不到。「指正錯誤」很難改變上癮行為。**

　　同理心不是同情，更不是包容，而是必須認知我們也會犯錯，在我們指正別人時，必須內省自己是否有盲點？並且設身處地為他們著想，例如：孩子上網打遊戲，他正和朋友「聯合作戰」打得火熱，而你毫無預警地立刻斷網路，這樣做不是讓他很沒面子嗎？就好像你和朋友在電話中聊得正起勁，忽然有人掛你電話一樣。

　　正確的做法應該是：「我知道你功課壓力很重，上網打遊戲只是抒解壓力（體諒），但是你現在快要考試，同時睡眠很重要，因此給你三十分鐘下線（給時間），如果你做不到，我就會斷網路（行動方案）」。這樣的處理適用於孩子尚未網路成癮，如果真的上癮（定義請見《上癮的真相》）會有不同的做法。

　　在美國長大的伯恩吸食海洛因、大麻長達十年，闖了不少禍，真心想戒，在家斷戒一段時間還是無法自拔，他非常排斥去戒毒所，認為要花一年半是浪費時間，我和家長努力說服依然無動於衷，最後只得請出曾經吸毒二十年、當時負責美國晨曦會的姚牧師和他談談。

　　姚牧師第一句話問他：「你吸的海洛因是黑的還是白的？我當年吸的……我曾經……現在……」娓娓道來晨曦會對姚牧師的人生帶來的改變，以及為什麼要花一年半；更特

別的是姚牧師不會說英文，伯恩的國語也不靈光，然而他們
卻可以「心靈相通」，最後伯恩終於首肯進入戒毒村。進村
後，伯恩非常聽姚牧師的話，雖然他們語言不通，但心靈相
通，因為都是「過來人」。

　　為什麼「過來人」總是能夠說服這些在毒品漩渦掙扎
的人？因為「同理心」。我們必須打從心底承認「戒癮」真
的很困難，才能夠設身處地為上癮者著想，這不是包容
罪，而是體會人的軟弱。如此才容易被上癮者接納，才能
夠幫助他們。聖經所記：「世人都犯了罪，都虧欠了神的榮
耀。」——這是輔導者最重要的認知。

　　我在台灣服事時經常搭乘捷運往來於淡水、台北，由於
搭乘時間超過一小時，於是下載了網路遊戲用來打發漫長搭
乘時間。從事戒癮輔導，深深了解網路遊戲容易成癮，因此
自我約束只有在捷運上才能滑手機、玩遊戲，離開捷運站後
絕對禁止，沒想到才第三天下了車、到了家也無法罷手；於
是決定刪除這個遊戲。刪除後在捷運上還會「思念」那個遊
戲，於是再度下載，就這樣接連「刪除」、「下載」了三次，
最後終於「斷戒」成功。

　　我認為我可以控制（只在捷運上玩），事實上反而被其
所控制。知道嗎？我最受歡迎的課程就是「如何斷絕網路成
癮？」一個從事戒癮輔導、教導別人如何脫離網路遊戲網綁
的成年人都「不得不」滑手機、玩遊戲，更何況青少年？這

個經驗讓我真誠地體會到「說的比做的容易」。我常告訴家
長滑手機、看韓劇都會上癮，更何況毒品？

　　有時候我們很容易論斷那些我們認為「罪比較重」的
人，從心裡抗拒藥癮者、酗酒者，事實上聖經根本沒有「大
小罪之分」而是「都是罪人」。如果教會給人「都是聖人」、
「都是卓越人士」的印象，上癮者會本能地想逃離教會而得
不到救贖。

　　一個健康的教會應該有各種上癮者在其中，因為「上
癮」是人類最嚴重的心靈疾病，而這正是耶穌最擅長的，不
是嗎？身為戒癮的輔導者必須認知「癮」普遍存在於整個社
會中，真誠地去除對上癮者的「標籤化」，你不需要認同上
癮者的行為，但是要有同理心：「換做是你，也會上癮。」

➡ 上癮的過程：罪、病、生活習慣

　　「上癮」是罪？是「病」？還是「生活習慣」？其實
三者都是。不同的階段應該有不同的處理方式，因此了解上
癮者處於「哪一個階段」非常重要。上癮的三個階段：

罪（背逆）→ 病（不能自救）→ 生活習慣（走向毀滅）

　　剛開始是「罪」（錯誤的選擇），逐漸到了失控的狀態就

是「病」（不能自救），慢慢地成為他們的「生活習慣」，也就是工作（販毒）、朋友（毒蟲）、作息（日夜顛倒）都環繞以「上癮」為中心的生活形態。更精確的定義應該是：「癮」就是被某項物質、活動或心態統治造成的一種「綑綁」，並且發展成為個人的生活中心，抵擋一切的真理。即使造成悲慘的後果，也無法帶來悔改。

聖經記載人類所做的第一個選擇：「園子裡任何果樹的果子你都可以吃，只有那棵能使人辨別善惡的樹所結的果子你絕對不可吃；你吃了，當天一定死亡。」（創世紀2章16-17節）亞當、夏娃沒有原生家庭的問題，也沒有環境的問題，也知道吃了會死，但還是做出錯誤的選擇，為什麼？就是因為「選擇」，我們稱為「罪」的起源。

上癮開始只是單純的「罪」，發展到後來，人心變得越來越剛硬，越來越詭詐，以致到了無法收拾的地步，成為「病態」。剛開始做了錯誤的選擇，沒有被發現，於是逐漸形成越來越嚴重的後果，自己無法處理，必須仰賴外在的力量 ❶。就好像生病的過程一樣，剛開始只是小感冒，不去理會它，慢慢變本加厲，於是逐漸轉成更嚴重的疾病。「上癮」也是一樣，行之有年後，個性變得殘暴，靈魂麻木、關係破裂，以致人生慘不忍睹。這個時候就像罹患嚴重的疾病，必須要依靠「外在的力量」，才能恢復（見後文：轉振點）。

❶《成癮的聖經輔導》，Edward T Welch 著，華神出版社，頁51。

　　任何「上癮」都是「罪」。「罪」的另一名詞就是「叛逆」。簡單來說就是為了自己的利益，想要在其中取得快樂、成就感、舒適感、更好的形象以及自己貪求的一切。因此剛開始吸毒、剛開始賭博、剛開始看色情網站、召妓……這些都是「罪」。「上癮」比身體的疾病更難處理，原因在於「不覺得那是罪，而且試圖隱瞞」。因此在上癮行為的開始，我們就必須當作「罪」來處理，而不是「這也沒有什麼大不了」的心態。

　　問題是社會的價值觀嚴重扭曲，影響對「罪」的界定越來越模糊。所謂「良心不安」就是對「罪」的覺醒。無論家庭教育或社會價值幾乎都傾向：「沒被發現就好。」、「只要我喜歡有什麼不可以？」。人們過度注重「表象」如開名車、穿名牌，有地位、有錢就是「成功」、就是「卓越」，而不是品格如：良善、仁慈、誠實、努力等。

　　不少教會標榜「卓越」，但究竟什麼是「卓越」？這就是問題。「卓越」如果僅僅是世界所定義的「成功」而不是「品格」，那麼就會產生價值觀的錯誤。曾經聽過一位家長描述他孩子的同學在販毒，原因居然是「想買名牌包，而且是明星穿戴的那款牌子」。外遇最初的原因就是：「人家喜歡我，送上門來為什麼不要？」。對「罪」沒有感覺、麻木，是邁向上癮的第一步。

　　但是如果在開始犯罪時被揭發，並且立刻處理如：吸

毒被逮捕、外遇被發現、網路被限制等，不至於到了病入膏肓、無可救藥的階段。但是很可惜，「發生罪」和「發現罪」有時候間隔久遠，我們根本不知道何時發生的，以致無法在「發生」的第一時間進行干預或治療。因此本書協助大家索取毒品檢驗試劑及使用方法，就是為了讓家屬能夠在第一時間知道孩子外出是否染毒。

　　癮的起因就是「罪」，雖然每一個人都有可能會犯罪，但是關鍵在你有沒有認知那是「罪」？「感覺不到罪」並不代表那「不是罪」。

▌案例

　　年過七十的吳董幽默風趣，平時喜愛開玩笑，已屆退休年齡仍然到兒子的辦公室閒晃，同事們礙於是老闆的爸爸，心中不願但也不得不放下手邊的工作，聽吳董講一些聽了好幾遍的笑話，偶爾女同事聽到一些黃色笑話也「敢怒不敢言」。

　　直到有一天，吳董笑嘻嘻地拿著按摩棒對辦公室的女同事說：「工作辛苦了，我幫你們按摩。」這下可好，剛好惹到正在工作的麗敏，大聲喊叫：「我要告你對我性騷擾！」吳董以為是開玩笑，不以為意。沒想到麗敏真的一狀告到董事會，記者出身的她還擬好新聞稿，準備要對好名聲的吳董冠上「性騷擾」的罪名。吳董不以為然地說：「有這麼嚴重嗎？只是開個小玩笑而已！」

　　許多人剛開始不以為意、不認為是「罪」，到後來越發不可收拾。

　　「罪」不可怕，「感覺不到罪」才可怕！ 當青少年第一次喝酒爛醉如泥時不覺得那是「罪」，然而第 365 次爛醉如泥，那不但是「酗酒的罪」，恐怕也是無法收拾的「病」。出差到外地偶爾看一下色情網站，如果你把它當作「放鬆」而不是「罪」，那麼你有可能落入色情上癮的陷阱。

　　罪或叛逆的本質往往是安靜、秘密，而不是公開的。例如：家庭暴力者（行為類成癮）來自於無數次的懷疑、嫉妒、謊言、惡毒的思想 ❷，這些都不是剎那間出現，而是安靜無聲、不為人知，沒有外顯，更無法被干預，於是慢慢形成、累積，而轉化成外顯的家暴行為。肥胖症的患者也是如此，來自於這樣無聲無息、不為人知的「罪」，如：無節制的飲食、逃避困難、無法面對挫折等，而逐漸形成一種「生活習慣」與「行為模式」，於是產生因為毫無節制的飲食帶來的病痛。

　　色情網路、外遇更是如此，越是「不為人知」越容易產生依賴性的「上癮」。這也是為什麼我一再呼籲「面對並且承認真相」是破除「上癮」的第一步。當「罪」不再無聲無息、不再隱藏，上癮的治癒機率也就大的多。

　　「罪」是上癮者最深層的問題。我們要對付的是內心深

❷《成癮的聖經輔導》，Edward T Welch 著，華神出版社，頁33。

處的無聲無息的「罪」，而不是表面的物質或行為。

　　上癮與一般疾病最大的不同是「自願」或「非自願」的選擇。一般的傳染病如：感冒等，不是出於自己的選擇，是非自願的。而上癮者則是出於自己的選擇。兩者的共同點就是都會產生「身體及心理的依賴性」也就是「不得不」。

　　另外一個共通點就是都有「傳染性」。例如：毒品剛開始都是群體分享使用，而逐漸成為「分享者」。這也是為什麼吸毒者最後一定會走向販毒。而夜店、校園等青少年群體出沒的地方染毒比率高於其他區域，因為都是大量青少年聚集之處。

　　將「上癮」視為「疾病」也有盲點，因為上癮的核心是出於內心的渴望與私慾，就是出自於「罪」，而一般疾病則不是。當你被病毒侵入是毫無選擇的，你不想要生病，你會想盡一切辦法除掉它。但上癮則不一樣，因為酗酒、嗑藥、打電動、觀看色情網站、賭博都有快樂的回報（雖然只是短暫的），因此絕大多數的上癮者沒有意願想要除掉這樣的「疾病」，即使到醫院或勒戒所，也是被家人或環境所迫。這是上癮治療最大的難處，也是本書企圖處理的問題。

　　上癮很難治癒的最主要原因就是「難以啟齒」、「隱瞞病情」。一般民眾罹患疾病，通常會求助醫院，然而一旦落入上癮卻不知如何處理，甚至加倍隱瞞。尤其是藥物濫用或吸毒，上癮者或家人礙於面子不願求助，社會資源缺乏，加速

蔓延的嚴重性。最近有人呼籲若是自願到醫院做毒品戒治，可以健保給付，就是一個不錯的建議。讓藥物濫用者可以求助於醫院而不是到警察局，這是去除華人「面子問題」的一大突破。

遺憾的是，當上癮到了「病」的階段，需要旁人協助的時候，不但得不到幫助，反而被唾棄，這是上癮戒治最大的難題。

▶ 另類綑綁：偶像崇拜與宗教靈

「癮」套用宗教語言就是「偶像崇拜」。人類崇拜受造之物，勝過崇拜造物主，就很容易產生「罪」以至於「癮」。任何會讓我們投注情感的事物沉溺到不合理的依附，就是「偶像崇拜」❸。將「人」當偶像崇拜，產生依附關係，就可能出問題，例如：

　　如果孩子是父母的偶像，那麼「教育」會出問題；
　　如果配偶是你的偶像，那麼「婚姻」可能有狀況；
　　如果牧師是會眾的偶像，那麼「教會」很容易出事。
　　對於藥物濫用者，「毒品」就是他們的偶像。

聖經記載：「除了我以外，你不可有別的神。不可為自己雕刻偶像，也不可做什麼形像，彷彿上天、下地和地底

❸《成癮的聖經輔導》，Edward T Welch 著，華神出版社，頁61。

下、水中的百物。 不可跪拜那些像，也不可事奉他，因為我
耶和華─你的神是忌邪的神。恨我的，我必追討他的罪，自
父及子，直到三、四代；愛我、守我誡命的，我必向他們發
慈愛，直到千代。 」（申命記 5 章 7-10 節）當上帝創造人類
時，就將塑造「偶像崇拜」的本能安置在我們的內心深處，
這就是為什麼看除了人類以外的動物都不會敬拜。 這也解
釋了為什麼只有人類會上癮、沉溺，因為也只有人類會「崇
拜」。

　　「偶像」指的是任何讓我們投入情感以及沉溺其中的事
物，其行為模式類似坊間常見的瘋狂追星族。當大明星成為
影迷的偶像，你會迎接他的來到、會思念他、會追逐明星的
動態、會在家中張貼他的海報，會成立ＸＸ之友俱樂部……
看見心目中的大明星會興奮到流淚、甚至昏倒，如同沉溺在
藥物濫用、酗酒、色情、網路遊戲等。

　　沒錯，就是這種感覺，上癮者就像「超級大粉絲」，想
盡辦法追逐心目中的「偶像」。即使無法和偶像見面，但心
中的思念卻絲毫不減。只要有機會一定會「追星」，不計一
切代價，就是要來上一口或打一針，於是「毒品」成為他們
追逐的目標、他們的偶像。

　　影視紅星們粉絲瘋狂的舉動在外人看來好像癲狂，上癮
者也是一樣。這就是為什麼「斷戒」是如此地困難。你可以
控制上癮者的「行為」，如：隔離。但是你無法控制他們的

「思想」以及他們對「癮」（毒品、賭博、色情等）的「思念」。這也是為什麼離開毒品多年的人，一旦有機會還是要來上一口，後來復發的情況比原先更加嚴重。因為「相思成病」、「小別勝新婚」。更糟糕的是因為「罪性」的緣故「越得不到越想要」，這就是為什麼出獄後或者離開勒戒所很快又落入毒品的陷阱。

　　在西方家庭中很難發現有形體的偶像，但在華人家庭中卻處處可見如：祖宗牌位、各種神明，但這裡指的不是有形的偶像，而是「心中的偶像」。這並不代表華人家庭比西方家庭容易犯罪，而是華人家庭比較容易隱藏內心深處的偶像崇拜，將內心的渴望投射在其他的人、事、物上。這樣的狀況有一個缺點就是太過仰賴「偶像」而忽略了自己的責任，認為只要到廟裡拜拜、牧師為我禱告就會沒事。

　　為什麼我要用「宗教靈的綑綁」來描述這個現象？原本「信仰」是最有效對抗「上癮」的利器，然而許多信徒被「宗教靈」綑綁，錯用信仰的力量，認為只要拜拜就會沒事。基督徒的家屬太過仰賴所謂「有恩膏」的牧者或所謂「先知」，用「人」來代替「神」，以為只要牧者為孩子禱告就會沒事，而忽略了「自己」才是最重要的幫助者。

　　曾經有位年邁的母親，請我為她的孩子（年約 40 歲）禱告，而我拒絕，因為她的孩子正沉溺毒品中，頭腦渾沌、神智不清，怎麼會跟著我禱告？更令人為之氣結的是就在

前一晚他們找到一位牧師為她的孩子禱告，牧師建議改名叫「彼得」（聖經中的人物），說這樣就會戒掉，於是他們還真的到戶政事務所去改名。於是我為家人禱告，求主賜給家人力量和無比的勇氣去面對真相。

有位傳道人的妻子堅持讓惹事生非的孩子上台帶領敬拜，我非常驚訝不以為然，問她為什麼？她說：「因為只有讓他帶領敬拜他才會來教會，只有來教會才能領受恩膏，只有領受恩膏才能被醫治，才能除去毒品。」面對如此無知荒謬的論點，覺得不可思議，於是我告訴她：「吸毒是罪，就像外遇一樣，妳能夠允許牧師外遇還上台講道嗎？妳聽得下去嗎？」

教會歡迎所有的罪人，無論是吸毒、外遇、同性戀者等在此都可得到救贖，但是在教會服事或工作就另當別論，明知道吸毒還允許帶領敬拜，那是「褻瀆」，敬拜讚美不是表演。還好絕大多數教會對服事的同工品格要求非常嚴謹，這是非常特殊的個案，她的孩子有戒掉嗎？當然沒有，只會更嚴重。帶來的結果就是會友不斷地離開那間教會。

我能夠理解家屬們總是想盡一切辦法、用盡一切資源，幫助自己所愛的上癮者，他們不計一切代價，甚至犧牲自己也在所不惜。就好像佇立在湖中央即將沉下去，於是到處抓「浮木」，殊不知最重要的是「採取行動」，穿上「救恩」的救生衣，並且努力地游上岸。「浮木」或許有幫助，如果自己不動還是停留在湖中央，浮浮沉沉還是無法上岸。

　　聖經的經文就指出「偶像」不是有形的而是內心深處的慾望：「因為凡世界上的事，就像肉體的情慾，眼目的情慾，並今生的驕傲，都不是從父來的，乃是從世界來的。」（約翰一書 2 章 16 節）

　　肉體的偶像：短暫滿足肉體的舒暢如：酒精、毒品、香菸、毫無節制的飲食等物質類上癮。

　　眼目的偶像：透過眼睛產生不當的慾望如：色情刊物、網路遊戲、賭博、性成癮等行為類上癮。

　　今生的驕傲：以自我為中心的情緒類成癮如：憤怒（以發洩情緒為滿足）、抑鬱（過度關注自己的情緒）、購物狂、工作狂等。

　　可見「上癮」不只是表面有形的物質與行為，如：酒精、毒品或網路遊戲以及賭博等，還有內心的慾望、空虛、驕傲等，這也是為什麼我們要學習對上癮者的心靈輔導，而不是挪去讓他們上癮的物質，如：毒品、酒、電腦……等。需要被隔離的原因是為讓上癮者（也包括他們被折磨的家人）頭腦清楚可以接受幫助，最終目的還是「除掉心中的偶像」，也就是解決「心癮」的問題。

　　在安非他命的虛假世界裡，藥癮者就是「虛擬天才」，但在現實生活中藥癮者可能上了四所高中還不能畢業，於是安非他命成為他們的偶像！藥癮者必須不斷地吸食毒品維持「我是天才」的假象。外遇也是一樣，他們不願面對婚姻的

處境，不願意付代價改善，用不斷的外遇或買春逃避現況，於是「性」成為他們的偶像。

曾經有一個孩子對我說：「告訴你一個秘密，其實我非常有錢，好幾箱的寶物，這些都可以換錢呢！」我問他「寶物」在哪裡？結果他帶我去看他的電腦，原來是網路遊戲中的「寶物」。其他如：性癮、賭癮、網路遊戲成癮、色情等等行為類成癮也是一樣，雖然沒有化學物質進入身體產生變化，但是仍然可以經歷上癮後無與倫比的快感及渴望，那種「偶像崇拜」的心態不輸於任何毒品。

對那些上癮者的家屬而言，由於上癮者熱愛「偶像」勝於一切，因此這些家屬所經歷的痛苦是很難以體會的，流不盡的眼淚、跪地請求、百般討好、威脅處罰，甚至理性溝通都無效。崇拜偶像的結果就是被奴役，身體、思想、靈魂都被慾望控制，他們不會想要親情、關懷，只是想要「更多、更多、更多……」這就是令上癮者家人心碎的地方。

很遺憾的是絕大多數的上癮治療，特別是物質類上癮如：菸、酒及毒品，處理方式常見的就是「隔離」。他們將「戒毒村」當作「懲罰」的地方，沒有悔改與自省，沒有找到真正的神，出村後也許不會用毒品，但是卻開始賭博、酗酒、電玩、色情的沉溺。普遍存在的觀念就是：「只要不吸毒就沒事，就算是戒掉了！」換來的可能是更可怕的「偶像崇拜」。這樣的處理方式只是暫時抒解，拖延時間，並沒有

解決真正的問題。

➡ 上癮的根源：看不見的「思想」

戒癮輔導最大的挑戰在於：「你可以控制我的行為，但是你無法控制我的思想。」

▌案例

來自基督教家庭的大偉三年前酗酒加上嗑藥，經過一番波折終於進入基督教的戒癮中心，在那裡信耶穌並戒毒，經常到各個教會做見證，受感動決定成為傳道人幫助這些迷失的孩子。

戒毒所畢業後順利進入神學院，由於村子缺乏人手，於是大偉成為戒毒所的半職同工，以半工半讀的方式在戒毒所工作並且完成神學院的學業。大偉知道自己有酗酒的習慣，非常自我節制不接觸任何酒類，即使在生日宴會中也不接觸有酒精的飲料。

大偉是成熟的基督徒，願意幫助和他有同樣遭遇的年輕人。大偉一直有宣教的夢想，家人和教會的牧者也鼓勵大偉進入宣教場，幫助有與他相同經驗的孩子。因此大偉決定踏入「宣教」的旅程，向戒毒所請假三個月到落後地區傳福音，並參加宣教團體。沒想到在外地與該宣教團體的伙伴產

生衝突，大偉獨自落寞地走在大街上，看到一個小酒館，心想：「寶貝，好久不見，真的好想你！」在異鄉中再度跌入酗酒無法自拔的景況中……

　　案例的主角大偉，整整三年身處在「無毒」的環境中，生命確實被改變，受到周圍師長、家人，甚至戒毒所長官的肯定與栽培，他相信自己可以克服誘惑，卻輕忽人的「罪性」。在異鄉沒有監督的力量，一個人際關係衝突、一個小小誘惑，又跌入酗酒的深淵中。有家長告訴我覺得他的孩子在戒毒村表現良好，認真學習，為什麼出村後又落入上癮陷阱呢？我告訴家長：人會軟弱，還有「屬靈」可以假裝。

　　生命的改變不是高唱哈利路亞、坐在教堂高舉雙手，甚至在教會工作。生命的改變乃是「結出聖靈的果子」：仁愛、喜樂、和平、忍耐、恩慈、良善、信實、溫柔、節制。（加拉太書 5 章 22-23 節），才算是耶穌的門徒。戒癮成功的定義也是如此，不是不喝酒、不吸毒、不看色情網站，才稱為「成功」。

　　真正的改變是在內心深處，是安靜無聲的。當毒品或酒放在你面前，可以在四下無人，心中思念，仍然可以勇敢拒絕，才能稱為「成功」。表面的改變如：離開毒品或酒精只是暫時的，「心思意念」的改變才是真正的「轉捩點」。

　　但困難的是我們很難判定上癮者的「心思意念」是否

改變，如何從外在行為去判斷上癮者是真正的「悔」並且「改」？這就是為什麼「福音戒毒」的效果是如此強大，因為是針對「心思意念」的改變。前述的案例大偉雖然跌倒，但是因為心中有上帝，徹底悔改、自我修正，很快就站立起來。這本書稱為「心靈」輔導，也就是從「心靈觀護」的角度，徹底地從「內」改變上癮者的「心」。

　　所有的方法如：隔離、勸說、醫療……都只是「過程」，最終還是要回到「心」的改變。曾經是台灣衛生獎的得主、也是台南市副市長的顏純左在他的著作《新鴉片戰爭——尋找現代的杜聰明》中說：「我們的敵人不是毒品，也不是毒癮者，而是人性和制度。」這句話道盡了斷戒的困境，無論你用什麼方法斷戒，「人性」才是關鍵。

　　既然上癮是「偶像崇拜」的問題，那麼我們應該如何「除偶像」？是否要像道士作法或某些靈恩派的牧師拿著寶劍「砍斷鎖鍊」？

　　無論是從事反毒工作的學校老師、社工人員、法院志工或教會輔導，我們想盡一切辦法「除偶像」，運用社會資源或心理輔導，甚至進行隔離如：進入戒毒所或監獄等，認為只要「無毒」就能一身輕，事實上維持時間非常短暫，頂多只是讓身邊的家屬得到喘息的機會，效果非常有限，為什麼？關鍵在：**我們看得到「行為」，卻無法參透「心思意念」，而那卻是最重要的戒癮契機。**

思考與討論

1. 沒有同理心的輔導，會帶來什麼樣的問題？

2. 請比較一般疾病和上癮有何相同點及相異點？

3. 檢視自己是否也有「偶像崇拜」的問題？哪些「偶像」？

4. 是否曾經有任何的「心思意念」可能導致上癮行為？

5. 如果戒癮只有「隔離」，會產生什麼樣的問題？

第二章

認識上癮者

希望不在力量中，而是在軟弱中。

——Tommy Hellsten

Cure &
Care for
Addicts

　　這是一個容易令人上癮的社會，許多為人父母者無法理解：

　　「為什麼我以前成長的年代不會這樣？」

　　「究竟我做錯了什麼？」

　　「為什麼現代的孩子這麼難教？」

　　「孩子不願上教會究竟是誰的錯？」

　　「我的孩子很乖，怎麼會做出這種事？」

　　「為什麼別的孩子不會上癮，我的孩子就會上癮？」

　　這是一個令人容易上癮的社會，網路的興起改變了生活環境、價值觀、道德觀、消費行為、溝通模式……改變所有的一切，太多的訊息正無聲地改變孩子的內心世界，而家長卻渾然不知，以致覺得孩子「突然」改變，家長變得不知所措。

　　因為來得太突然，家長能做的就是竭盡所能地掩蓋或「不讓傷害擴大」，家長如此，教會、學校也是如此。人生的谷底不斷地被抽走，以致浪子永遠無法回頭。浪子周圍的人陷入永無止境的夢魘。生活在這樣的時代，我們必須認知情況只會越來越嚴重，明天不會變得更好。

　　難道我們就不能避免嗎？可以。但問題是必須從小開始培養「抗癮性格」，到了青少年都太晚了。**表一**是上癮的高風險與低風險族群，僅供參考。

　　表列上癮低風險族群的特質幾乎都必須從小培養，如良

表一：上癮的高風險與低風險族群

上癮高風險族群	上癮低風險族群
兒童時期活潑好動、頑皮愛搗蛋	良好的自我控制
缺乏家長的監督與陪伴	家長的監督與支持
缺乏與人溝通技巧	正向的關係
用藥與抽煙的經驗	學業成績表現佳
同學供應藥物	無毒的學習環境
糟糕的社區環境	社區環境優良

好的自我控制能力、學業表現佳代表有自信等，其中和家庭也有關係，家庭功能正常、家長有監督，上癮機率比較低但並不代表沒有。因為「無毒的學習環境」在現今社會真的很困難。

➡ 上癮者的性格

　　對上癮的錯誤的認知導致錯誤的結果。其中一項就是我們對「好人」與「壞人」的認知標準侷限在「別人的認定」例如：「我做錯事，只要沒被發現就沒關係。」、「酒後駕車被逮捕算我倒霉」、「偷看色情網站沒有人知道不會怎樣」、「好成績是好學生」、「按時上教會就是好基督徒」等等，過分關注表現的結果，而不去關注動機及過程容易造成許多

「假冒偽善」的大人和小孩。殊不知許多上癮行為就是這樣一點一滴在「不為人知」的情況之下累積形成。

耶穌論到「犯罪」這件事，祂的標準似乎很高，他說：「你們聽見有話說：『不可姦淫。』只是我告訴你們，凡看見婦女就動淫念的，這人心裡已經與她犯姦淫了。」（馬太福音 5 章 27-28 節）這樣的標準與社會認知差距很大。困難的是內心不容易被察覺，人們認為只要無傷大雅、不被發現就可以了。

上癮的形成來自內心深處的無法滿足、錯誤的選擇以及隱藏。因此治療上癮的第一要務就是「揭露真相」（見本書後文），然而很不幸的現今社會容易讓人隱瞞真相，而且也直接、間接地「鼓勵」人們隱藏真相。以至於無法獲得即時、適當的治療，直等到產生犯罪行為或嚴重傷害自己或他人。

上癮的循環：最初可能是受到同儕的引誘而嘗試毒品或偷看色情網站，有了這樣的快感經驗，當他們遇見「挫折與壓力」，例如：學業成績、人際關係、生活困頓等，就會自然「躲到」網路遊戲、色情網站或毒品裡面。慢慢地，生活、工作、婚姻……變得一塌糊塗，產生「擾亂」行為，進了監牢或者被迫進入戒毒村，這個時候受了「刑罰」，於是產生「悔改」的心，立定志向成為新造的人。很不幸一段時間後，再次遇見「壓力與挫折」，還是又「躲」到那個上癮

的窠臼裡面。

　　問題在那裡？如果沒有能力去處理最初的「挫折與壓力」，即使受到處罰甚至悔改，還是無法掙脫「癮」的綑綁。他們認為用酗酒、毒品可以解決人生的問題，卻沒想到成為他們最大的問題來源（請見下圖）。

　　上癮者的本性不是兇狠的人，而是軟弱的人。他們不會拒絕，無論好的壞的，有害的、有益的，一概不懂得如何拒絕，只注重「短暫的歡愉」，看不到未來也看不到努力的成果，因此不願意努力向上。任何的上癮都是「罪」（選擇）的結果，如果沒有即早被干預、被發現，逐漸養成習慣而無

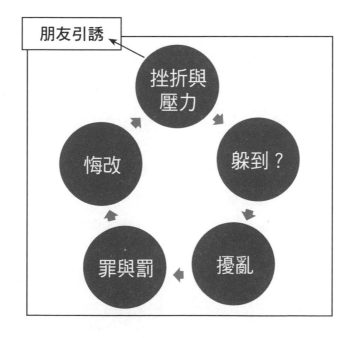

法自救及自我控制，於是就成了「病」。

　　然而是否有脈絡可循？什麼樣性格的人比較容易上癮？在這毒品氾濫、網路盛行、價值觀錯亂的世代，還是有人可以拒絕各類上癮的誘惑，但是有些性格長期受家庭影響或來自遺傳，比較容易受誘惑，這些容易上癮的人格特質如下：

　　1. 不會拒絕：明知道是推銷員來電也無法掛電話，無論好壞都不會說「不」，很容易被說服，相信網路謠言，他們的朋友如果是上進的就會上進，如果是吸毒的也就會跟著吸毒。唯一會說「不」的對象就是父母。

　　2. 好奇心：喜歡新鮮的事物，因為好奇而不計一切代價勇於嘗試，容易喜新厭舊，希望能在很短的時間達到目標，缺乏耐性。

　　3. 自我形象低落：通常家中總有另一位非常優秀的成員，如果沒有適時的正面鼓勵，會認為自己一無是處，為取得虛擬的認同感而逐漸落入上癮的陷阱裡，這類的上癮者普遍發生在色情及網路遊戲成癮。

　　4. 沒有安全感：如果成長環境必須面臨經常搬家、或者家人之間經常發生爭執，在學校遭受同學言語或肢體的霸凌，這樣的孩子很容易產生不安，長大後會比較容易上癮，他們認為短暫虛擬的快樂是他們的避風港。

　　5. 專注短暫的歡愉及享受：不會關心未來，無論做任何事例如：學業、旅行、工作等，向來沒有計畫和安排，喜歡

「即時行樂」。這種性格的優點是隨遇而安、好相處，但是一旦遇見毒品或賭博，沒有考慮後果的結果就是「無法自拔」。

6. 以自我為中心：很少專注和自己不相干的事物，不會關心他人的需求，一旦出事只會責怪別人，不習慣檢討自己。以獨子或有祖父母共同居住的孩子居多。從小就「集三千寵愛於一身」，「只要我喜歡沒有什麼不可以」的心態，輕易獲得他所想要的，沒有「界限」的概念。

7. 害怕寂寞：無法獨處，許多家長誤解認為孩子在房間玩線上遊戲就是「獨處」，事實上不是這樣。「網路」是最快速解決寂寞的方法，但也是最危險的如：網路交友。也有孩子為了害怕寂寞而加入幫派，更多孩子是因為無聊、寂寞參加派對而染毒。

8. 易受傷的心靈：對人很敏感，很容易心理受傷，有一顆「玻璃心」，說穿了就是時下所說的「草莓族」，他們通常很會掩飾自己的痛苦。

這樣的性格一旦遇到挫折如：成績不如人、被人拒絕、工作不如意、戀愛受挫……等，比較容易落入「上癮」的陷阱中。他們原本個性軟弱，上癮後性格就變成兇狠，為了達到目的，什麼事都做得出來，到處惹事生非。因此我們經常看到許多孩子被逮捕時，家長總會說出：「我孩子其實小時候很乖、很善良，沒有那麼壞，會犯罪都是被別人帶壞的。」坦白說這也是事實。我們不只是要處理上癮者的外表行為，

而是要處理並且增強他們內在「抵擋挫折」的能力,以免落入「癮的循環」。

困難的是產生「面對挫折及壓力」的能力,是在青少年以前就必須完成的功課。在青少年或成人時期發現沉溺在某種事物時,若要從頭培養其面對壓力與挫折的能力,是非常困難的,必須付上極大痛苦的代價。

現代社會由於少子化、隔代教養非常普遍,以至於孩子「接受及面對挫折」的能力日益薄弱。就筆者所輔導的個案經驗,八成以上個案都是獨子或長子,或者是獨生女。尤其華人家庭更是明顯,更令人驚訝的是不少與祖父母同住或被祖父母扶養過的經驗,這與西方上癮者的家庭背景相當不同。

「癮」是「寵」出來的嗎?應該可以這麼說。比較合適的說法應該是:「界限的設定比較模糊」。許多性格障礙者與童年時期的經驗有關,如:童年時遭到性侵,長大後產生「性別錯亂」機率較高。童年時期的界限設立模糊,長大後比較容易沉溺。這就是「上癮性格」養成的主因。

所謂「直昇機父母」,就是當孩子有問題、有需要時,隨時下場進行「拯救」。擁有「直昇機型的父母」或「媽寶」的孩子上癮的機率比較高。其根本問題就是無法學會如何面對壓力與挫折。

▌案例

小葉是家中的獨子，父親是議員，母親是媒體工作者。小葉國中換了四所學校，原因大都是：被其他同學欺負、老師處理不公平……等，然而令校方頭痛的不僅是小葉經常和同學打架、鬧事，而是小葉的父母經常透過民意代表、家長會長甚至記者給校長施壓，好不容易國中畢業上了高中，第一年就以「賭博暴力討債」的罪名被逮捕，葉爸爸、媽媽向媒體投訴認為他們的兒子被人陷害，還在第一時間委託律師送小葉愛吃的炸雞到監獄。

由於證據確鑿有串證之嫌法官進行申押，沒多久媒體就捕捉到爸媽在法院門口下跪請求開恩的畫面。交保期間為了讓社會大眾認為小葉已經改過自新了，還帶著小葉到處做公益並且通知記者前來採訪，不久在警方攻堅賭場的行動中赫然發現小葉也在其中。父親辯稱是「探訪朋友」。終究小葉還是得入獄服刑一年半，這時候父母的「直昇機」才不得不退場。

小葉在獄中表現良好，得到許多自省的時間，受洗成為基督徒，認真讀聖經。出獄後憑著自己的實力考上理想大學，按時上教會，低調努力學習。參加歌唱比賽，雖然沒有得到理想的名次，但是歌唱實力被大家肯定。

案例中的小葉不是兇狠的人，但是染上的賭癮加上「直

昇機父母」，於是成為賭博討債的不良份子，當他進了監獄「直昇機父母」不得不退場，在監獄受洗成為基督徒，並且學習如何用信仰面對壓力與挫折，自然就破除上癮的循環。

　　每一次的危機與外力介入都是破除「癮的循環」最佳武器，關鍵在周圍親人的認知及自省的力量。當家長哭哭啼啼地告訴我：「孩子被逮捕了怎麼辦？」我總是會說：「恭喜啦！」（坦白說那絕對不是風涼話）。我問家長：「你要孩子吸毒到頭腦都壞掉了，讓你每天提心吊膽，不知道孩子是生是死？不如到一個無毒的環境（監獄），讓腦袋修護一段時間，而且這個地方是安全的。」

　　通常家長會說：「孩子留下不良紀錄，將來怎麼辦？」，我會請他們想想：「孩子吸毒到頭腦壞了會有前途嗎？」家長也會擔心：「到了監獄學壞了怎麼辦？」我回答：「你的孩子現在很好嗎？到了監獄或許有轉機也不一定，但是繼續吸毒的結果只有走向販毒，絕對會更慘！」

▶「謊言」是上癮者的正常語言

　　「信任」及「鼓勵」是讓受傷心靈恢復的最佳治療劑，但是如果還在上癮狀態，「信任」會將上癮者推向更糟糕的境界。這也是我為什麼一再提醒：先弄清楚是否已經上癮？是否有在吸毒？如果無法證明，就先觀察、等待一段時間，

再談「信任」、「鼓勵」的問題。

　　藥物濫用者「毒品」是他們的偶像,「不正常的性關係」是性癮者的偶像,酗酒者飄飄欲仙的感覺更是他們逃避鬱悶的「解藥」。為了拿到這些「快樂」他們會想盡一切辦法得到,於是「說謊」成為他們日常語言。不僅如此連他們自己都相信自己所說的謊言,以致態度誠懇到家屬不得不信。他們不是故意要說謊,而是太軟弱。

　　在輔導的過程中最大的難處通常來自家人,他們總是會對我說:「孩子已經得到教訓,我想他已經悔改了」、「他苦苦哀求我保證不會再犯」、「他告訴我沒有再碰毒品了」、「他說他要戒」……。

　　我們不需要和上癮者爭辯是否說謊,而是想辦法了解他們是否有碰毒品?他們的現狀如何?連聖徒保羅都有這樣的掙扎,更何況我們?「立志為善由得我,只是行出來由不得我。 故此,我所願意的善,我反不做;我所不願意的惡,我倒去做。 」(羅馬書 7 章 18-19 節)

　　上癮者就像是被操縱的布偶,他們心靈深處是良善的,我們爭戰的對象不是孩子,而是背後的「黑暗勢力」。 曾經有家長經過一番努力後孩子準備進到戒毒村,過程中我一再叮嚀家長:「進村前是最危險的時候,最好 24 小時陪伴。」家長卻回答:「他向來很守信用,我相信他一定會進村的。」沒想到就在進村的前夕孩子吸毒過量暴斃家中。不是不願意

戒，而是他們太軟弱，毒品的力量太強大。

　　了解真相、戳破謊言的目的不是證明「我對了、你錯了」，而是幫助我們判斷該如何幫助他們？如果戳破謊言的後果是爭吵、憤怒，會帶來無可挽回的悲劇。因此我們必須有心理準備，那就是「謊言」是上癮者正常的語言，才能理性面對。

　　發現真相時，最好的方法就是「採取行動」也就是：「既然這是真相，你要付什麼代價？」、「我要如何再相信你？」、「如果你再犯後果是什麼？」……輔導個案最大的障礙就是家長太過相信孩子而不相信輔導，以致錯過戒掉的最佳時機：

■ 情況一

上癮者：「我現在欠錢，如果不還，債主就會將我打個半死。所以你一定要給我錢。」

建議家屬：「好的，請告訴我借據呢？債主電話？我們可以約在百貨公司門口……」

原則：不要將錢直接交付，要有證據，在人多的地方還債。

■ 情況二

上癮者：「我願意去戒毒村，只要你幫我把車贖回來。」

建議家屬：「可以，當你進村後一個禮拜內我就贖回。」

原則：必須先實現他的承諾，然後再實現你的承諾。

■ 情況三

上癮者：「我保證一定戒的掉，你要相信我。」

建議家屬：「如果戒不掉，你要怎麼做？ 如果做不到，你就必須……」

原則：任何的承諾都必須有但書。

　　協談一定要有「行動方案」，不要相信任何口頭承諾。在上癮者的心目中，勸告就是「嘮叨」、鼓勵就是「放任」、威脅就是「笑話」。

　　為什麼？因為家長根本做不到！在美國曾經有孩子吸毒狀況非常嚴重，卻開著車運毒賺錢吸毒，孩子沒錢繳車貸款，車子即將被沒收，於是告訴母親：「我答應你明天就進戒毒村，但是你要幫我把車贖回來，我才進去。」母親為了讓孩子能夠順利進戒毒村，就幫他繳了兩次貸款，結果？孩子根本沒去，狀況更嚴重。

　　有位母親為了勸孩子進入戒毒，整整耗費五年，動用所有關係，當孩子吸毒被逮法院易科罰金，答應進入戒毒村作為條件交換，結果母親代繳罰金，進了沒？當然沒有。不要和上癮者談判，因為這是他們自己的前途，必須自己做決定同時承擔結果。

　　隨伴「謊言」的是「責怪」,當上帝詢問亞當為何要違背上帝的吩咐時,人是怎麼回答的?上帝問:「你吃了我禁止你吃的果子嗎?」那人回答:「你給我作伴侶的那女人給我果子,我就吃了。」上帝問那女人:「你為甚麼這樣做呢?」她回答:「那蛇誘騙我,所以我吃了。」亞當回答:「『都是你』造的那個女人。」女人的回答:「都是蛇。」(創世記3章 11-12 節)

　　犯罪的人都有一個共同的特點,那就是「都是別人的錯」,而家長也會這麼說:「我的孩子被帶壞,都是別人的錯。」有位牧師的孩子吸毒,他告訴我因為他父親是牧師,所以他才會去吸毒。而這位牧師也傻傻地相信:「如果當牧師會讓我的孩子吸毒,那麼寧可不要做牧師。」我告訴這位牧師的孩子:「你吸毒是因為貪愛吸毒的快樂,那是你自己的選擇,和你父親沒有關係。」同時也告訴牧師:「你要選擇相信魔鬼的謊言?」

　　上癮者不僅經常責怪別人,還經常責怪上帝。可以經常聽到:「真倒楣,最後一次就被逮到。」、「我爸酗酒,這是宿命。」、「都是老天爺把我帶到這裡,害我又輸了」、「上天安排我們在一起,雖然我已經結婚」、「如果真的有上帝,怎麼會讓我戒不掉?」、「都是我爸媽離婚害的」……都是別人的錯,只有自己沒有錯。

　　當你聽到上癮者責怪你,不要太驚訝或者難過,因為這

是上癮者的「日常語言」。他們答應的事也經常做不到。

以下是上癮者的「日常行為」❹：

- 刻意隱藏
- 偷偷摸摸
- 經常責怪
- 操弄情感
- 逃避
- 用沉默的方式來逃避
- 改變主題
- 合理化
- 說了卻不去做

有些謊言看似無傷大雅，和上癮無關，但謊言已經和他們「融為一體」，成為他的「正常語言」，可以輕鬆說出沒有傷害性的話語：

朋友：「星期天有空來教會嗎？」

謊言：「喔，車子壞了，沒有辦法。」

朋友：「我可以來載你。」

謊言：「啊，我想到了星期天要幫我爸搬東西。」

朋友：「那星期三可以來小組聚會嗎？」

❹《成癮的聖經輔導》，Edward T Welch 著，華神出版社，頁208。

　　謊言：「星期三我另外有約。」

　　事實上，車子根本沒壞，爸爸也沒有叫他搬東西，星期三也沒有約，但是他為什麼要說謊？因為「謊言」已經和上癮者綁在一起，成為他們生活的一部分，也是他們的「保護色」，讓他們以為自己沒事。如同〈以賽亞書〉28 章 15 節說：「你們以為已經跟死亡簽了約，跟陰府訂了合同，所以認為可以大難不死；你們以為憑謊話和欺騙就可以苟安。」他們害怕被帶入光明中受檢驗、無處躲藏。

　　任何輔導者都必須認知：「上癮者通常用謊言來暫時消除自己的愧疚感與羞恥心」。揭露謊言目的不是為了審判，更不能動怒，因為這樣會更加強他們「躲避」到毒品或酒精中的意願。

　　他們為什麼習慣「謊言」？部分的原因是「這樣會讓他們比較心安」。上癮者必須要找到藉口安慰別人，也安慰自己（事實上只是欺騙）。例如：「請放心，再給我幾天我一定會戒掉」、「這是最後一次」、「我沒有那麼笨跑去吸毒」、「我只是偶爾用一下可以控制的」、「我有去教會所以會戒掉」……這樣「安慰式」的藉口不僅發生在上癮者，也發生在他們的家人身上（見後文：家庭與相互依賴關係）。

　　當家長發現孩子吸毒或看色情網站等證據確鑿時，第一時間就是責罵、審判，以致孩子感到羞愧與不安，這樣的結果只會導致「道高一尺、魔高一丈」，讓上癮者更加小心翼

翼不被發現。

任何責罵只會帶來「防衛」，不會帶來「悔改」，這就是為什麼家屬要參加支持團體，在關鍵時刻有人陪伴。如果長期參加上癮家屬聚會，一方面有提醒的作用，另一方面在關鍵時刻（也就是「發現」時刻）可以化危機為轉機，讓孩子真正開始戒癮之旅。

▶ 過不了的「青春期」

年約八十歲的老夫妻將他們的孩子送進戒毒村，進村前老先生在孩子的額頭上深深一吻，告訴他：「在裡面要乖啊！要聽話好好學習，知道嗎？」像極了第一次送孩子上學前的叮嚀，然而這個老先生眼中的「孩子」已經五十多歲了，長期大麻成癮，以致外表是中年大叔，言行舉止就像沒有長大的青少年。

這樣的畫面在家長送孩子到戒毒村時屢見不鮮，他們非常後悔沒有盡早處理，太信任孩子，以致到了晚年，還要擔心害怕。我為這些年長的父母感到難過，他們無法享受孩子長大的滿足感，年老時還要為「長不大的孩子」憂心煩惱。因此我常勸告家長戒癮越早越好，青少年時期出事是「好事」。

前幾年在台灣有一個新聞，描述四歲的孩子因為三天

沒吃飯只吃月餅，向鄰居討食被發現報警。警察非常有經驗，竟然在網吧找到這對正沉迷「線上遊戲」的父母，被警察逮捕時他們還抱怨：「沒有養孩子也會被抓啊？」警察告知父母有養育孩子的責任，不可以任意棄養。當時這對父母二十八歲。他們的「生理年齡」雖然已經到達可以成家的階段，但是長期沉溺在網路遊戲中，心理年齡還停留在「青春期」，自然無法擔負起養育兒女的責任。

由於社會中讓人沉溺的吸引力越來越多如：網路遊戲、賭博、酗酒及各類毒品，一旦在青少年時期上癮，他們的大腦產生變化停止生長，沉溺的結果也讓他們對任何學習都缺乏興趣，於是心理成長停滯，他們自己甚至連身旁的親友都渾然不知，認為既然到了適婚年齡就應該成家立業，可想而知造成多少家庭悲劇。

許多父母誤以為青少年因為賀爾蒙的關係導致行為偏差，過了青春期自然就會好。事實上越來越多的長不大的孩子如：啃老族、草莓族等，許多都是因為落入上癮的陷阱裡，無法真正地長大成人。

某些毒品對大腦的傷害眾所周知，特別是一些化學毒品如：安非他命（冰毒）、K他命（氯安酮）、搖頭丸、酒精⋯⋯等，被證明會挫傷大腦，要一段時間才能恢復功能。行為類上癮的網路遊戲、色情及賭博也是一樣。

當人們從事某項活動、受讚美或吃美食，大腦自然會產

生「快樂回饋系統」（Reward Pathway）也就是「多巴氨」。無論毒品、電玩、賭博、色情都會散發大量的多巴氨，久而久之大腦結構和功能會產生無力的狀態，特別是對「記憶力」有所損害。身體任何部分受傷都需要時間慢慢復原，更何況大腦？

　　許多青少年的特徵，也同樣發生在上癮的成人身上如：

- 容易惱怒，總是心懷不平，沒有耐性
- 好奇心重，不易拒絕誘惑
- 只重眼前、沒有計畫，對學習沒有興趣，過於心急
- 只想一飛沖天，經常做白日夢
- 喜歡低努力、高報酬的工作
- 以自我為中心，一旦慾望沒有被滿足就會產生脫序的行為

▌案例

　　在單親家庭長大的漢文天資聰穎，成績優異，唸書幾乎過目不忘，是老師、親朋好友眼中的好孩子，也是母親的驕傲。研究所畢業後很快找到政府機構薪資優渥的工作，收入優渥加上相貌堂堂，是一般人眼中的金龜婿。

　　但是從青少年開始，漢文有個不為人知的小秘密，就是經常沉溺在色情刊物及色情網站中，以此來排遣課業的

壓力,這樣的生活模式行之有年,並且經常用「自慰」、「性幻想」來面對各種挫折及壓力,情況越來越嚴重。雖然母親知道漢文有這樣的不良嗜好,但是由於沒有妨礙到課業及工作,因此默默允許這樣脫序的行為。

漢文日漸理解到不能再這樣繼續下去了,於是開始上教會,盼望能藉著信仰的力量除去日益失控的成癮。在教會中遇見了牧師的女兒珍妮,是一位單純、敬虔的姊妹,漢文心想或許結婚可以幫助脫離這樣的轄制,而母親也認為漢文年過三十是應該成家了,於是很快地漢文和珍妮步入禮堂。沒想到漢文結婚後依然故我,並且越來越嚴重。

珍妮礙於牧師的女兒及基督徒的身分,不敢求助,只能默默忍受,數年後意外懷孕生了孩子,珍妮心想:「當了父親有了責任或許漢文會戒掉不良嗜好。」雖然漢文當了父親也繼續上教會,但是仍然在色情網站與信仰中掙扎,即使找牧師禱告,仍然勝不過肉體的軟弱。時間一天天地過去,可憐的珍妮也因此得了憂鬱症,過了將近二十年的寡婦生涯……。

故事中的漢文雖然已經是成年人,卻在青少年時期染上色情網站癮,在兩性關係上仍然是個「孩子」。看起來好像應該成家立業,但是並不適合邁入婚姻,青少年時期母親認為沒有妨礙到學業而不干預的結果,到了成年更難斷戒,更

不幸地用結婚、生子去解決色情上癮的問題，造成無法挽回的悲劇。

　　在戒毒階段經常聽到所謂「撞牆期」，意思就是當他們脫離毒品、酒精或色情、賭博等的綑綁時，會經歷和別人起衝突的時期，這段期間對周遭的人與環境產生極大的不滿，對任何事都看不順眼，有些憤世嫉俗或對前途極大的不安，其實這就「青春期」的徵兆不是嗎？

　　許多家長告訴我：「他們已經戒掉，應該要承擔起責任，加倍努力彌補過去的浪費時間啊！」我總會提醒他們：不要呷緊弄破碗（台語），要給時間，不是把他們當作孩子般的百般呵護，而是讓他們學習長大。所謂「學習階段」就是旁邊要有人教導、陪伴、監督、引導，一段時間後如果沒有再犯，自然會長大成人。

　　曾經有個案十三歲開始吸毒，二十四歲成家同時當父親，即使戒毒多年，但在心態上只是個青少年，面對家庭、配偶、工作等滾滾而來的壓力不勝負荷，於是又再度落入毒品的漩渦中。

　　當上癮者康復後，陪伴的家人有必須認知「他們還沒有長大」，因此不要比照「生理年齡」來要求他們，給他們時間讓大腦慢慢恢復，彌補上癮時期的空白階段。例如：十八歲開始吸毒，二十八歲斷戒成功，必須用十八歲的標準要求而不是二十八歲，此時應該讓他學習謀生的技巧、學習獨

立、管理金錢、養成正常的生活習慣等，而不是讓他立刻投入職場賺錢養家，這樣反而會破壞好不容易的戒癮成果。

　　必須要一步一步、一點一滴，慢慢增加他的責任。他們最重要的工作是「學習」，要經常上課、參加聚會、規律運動、遠離誘惑的環境，就像任何青春期的孩子會做的事一樣，才能真正脫離因為上癮帶來的「青春期」。

思考與討論

1. 如何破除「癮」的循環？

2.「上癮性格」與「直昇機家屬」有關，請回想自己是否無意間助長了他人的上癮性格？

3. 謊言既然是上癮者的「日常語言」，我們要如何揭穿？揭穿後的態度？

4. 青春期的徵兆是什麼？為什麼會發生在成年的上癮者身上？

第三章

家庭與失控關係

放棄你的榮耀，
那些孩子的生命就可得著拯救。
　　　　　── 電影 Angels with dirty faces

Cure &
Care for
Addicts

　　前文提及上癮與生病最大的不同，是上癮者是自願選擇生病、甘願做「罪」的奴僕，而病人則是「被迫」生病，但有一種人不是出於自願，卻被迫與「罪」有份而逐漸成「病」，那就是上癮者的家屬。沒有家屬願意自己所愛的人被各種上癮綑綁，他們「被迫」成為最大的「受害者」。

　　因此當我在從事戒癮諮商輔導時，雖然知道部分上癮者的起因是來自原生家庭，但是我不贊成用心理學的角度去追究藥物濫用者及網路上癮者的原生家庭，這會產生兩大隱憂：第一、讓上癮者有藉口逃避自己的責任。第二、讓原本自責憂傷的家人更加難過。

　　在這毒品氾濫、網路橫行的世代，有可能發生在任何一個家庭。追究原生家庭的結果不會產生戒癮意願，反而會給他們藉口：不是自己的問題而是原生家庭帶來的問題。我經常會以天父的角色安慰家屬不要自怨自艾：「上帝是完美的天父、伊甸園是很棒的環境，但上帝的孩子還是會犯罪。」我認為輔導家屬正確的態度應該是「忘記背後、努力面前、向著標竿，直跑」：

- **忘記背後**：忘記過去的傷害、忘記上癮的源頭，不需要立即追究原生家庭過去的責任。
- **努力面前**：就是目前狀況如何？如何讓上癮者覺得需要幫助？是否有戒癮的意願？

- **向著標竿**：對上癮者而言應該就是戒癮計畫，如何讓他們產生自覺願意改變？
- **直跑**：就是行動。

➡ 與家屬面對面

　　就像許多慢性疾病一樣，上癮是否也有家族遺傳的問題？吸毒、酗酒、甚至殺人、偷竊？和原生家庭有關嗎？通常我會回答：「上癮最主要的原因其實就是選擇，在錯誤的時間，遇見錯誤的人，做的錯誤選擇。」

　　許多來自父母吸毒酗酒家庭的孩子，他們的成長經驗就是環繞在毒品、逮捕、暴力的環境中，然而他們並沒有「選擇」和父母走同一條路，相反的選擇走「向上」的路，他們認為：「從小看到父親吸毒酗酒，進出監牢無數次，我不要像我父親那樣。」

　　但是也有不少來自這樣家庭的孩子，無法掙脫原生家庭帶來的影響，選擇沉溺在罪惡之中，他們的環境或許十分艱困，可能身上也有上癮的基因（如：酗酒）存在，他們認為：「我就是遺傳到父親愛喝酒不負責的個性，像我們這樣的家庭，再怎麼努力都沒有用！乾脆今朝有酒今朝醉。」

　　家長是上癮者對孩子是否有影響？答案：是的。父母酗酒或吸毒的孩子，雖然不見得會成為酒鬼或毒蟲，但是性格

及人際關係會產生極大的問題。

　　在這樣家庭成長的孩子長期存在深沉的痛苦 ❺，他們需要對此痛苦做出種種適應的行為，因此會產生焦慮不安。這些孩子身心得不到父母的關愛，帶著破洞的靈魂長大，雖然外表是成人，但內心像個孩子極度渴望被愛、被讚美、被肯定，以致過度注重金錢及物質，直到他們能夠徹底饒恕他們的父母，否則將永遠被「空虛感」綑綁。

　　追究原生家庭必須要等到戒癮完成一段時間，再去面對比較妥當。了解原生家庭與上癮的關係可以提醒我們避免有更多的機會落入陷阱，避免再犯。當他們完全康復，從「罪」的轄制釋放出來，上帝會光照他們內心深處，明白過去的錯誤選擇是如何造成的？是否是因為家庭？環境？避免重蹈覆轍。但是在上癮者尚未治療前，追究原生家庭沒有什麼幫助。

　　當我和家屬面談時，幾乎所有的家屬都有一個共同的特質就是「不斷地怪自己」：「都是我以前忙於事業沒有關心他」、「自從我離婚後孩子產生偏差行為」、「都是我不好」、「都是因為我」、「因為孩子失去了父親所以才自暴自棄」……通常我會很快制止他們不要再說了，一方面是因為心疼家屬所承受的痛苦，另一方面這樣的悔恨對解決目前的危機沒有幫助。

❺《家庭會傷人》，John Bradshaw著，張老師文化出版，頁125。

當人被「癮」轄制時，心靈是封閉的，用心理輔導幫助不大，必須要等到脫離「上癮的綑綁」，再針對內在上癮的原因進行輔導。我會比較關心目前的狀況如：哪一種毒品？什麼時候開始用的？目前的狀況如何？有法律問題嗎？有離家嗎？和哪些朋友在一起？

大部分的家長都不清楚孩子的吸毒狀況，也不知道上哪一類型的網站，只是不斷地責怪自己，讓我非常於心不忍，我總是會鼓勵他們：孩子上癮不是你的錯，因為這是令人上癮的社會，但是讓孩子脫離「癮」的轄制，只有靠上帝與家屬，所以現在開始請停止一切責怪自己，而是要仰望主，並且關注在「**上癮者自己必須負擔什麼責任？**」同時讓他們自己承擔結果。

我會這麼回答是因為當我的孩子發生問題時，曾經透過教會的牧者找到一位輔導，她的第一句話問我：「你孩子為什麼會吸毒？孩子成長的過程你疏忽了什麼？」當時的我傷心不已，哭著說：「我真的不知道。」（後來才知道她是婚姻輔導，真是隔行如隔山，輔導不應該隨便接案子）。

這樣刻骨銘心的痛苦經驗讓我在輔導開始時絕對不追究家長的過往，而是專注在「從今以後不要再犯了」（路加福音 8 章 11 節）。

許多藥物濫用者的家屬唯一能做的就是強迫他們去戒毒村，即使勉強去了，生命沒有改變，期滿回家可能規矩一陣

子，家屬以為「病」好了，歡喜快樂卻忘了「界限」，以至於沒多久又故態復萌，還是得忍受無盡的折磨。因此當人進入戒毒村，事實上家長也要「戒」，家長要戒的是除去「依附關係」。

　　為了讓大家了解這個關係的嚴重性，我在《上癮的真相》這本書中稱為「上癮加工者」，坦白說幾乎每個上癮者的身旁都有「上癮加工者」，英文稱為 Codependency❻。「依附關係」大都發生在上癮者的家人身上。家屬應該先調整自己，逐漸拿掉和上癮者的「依附關係」，邁向健康的關係，才有可能幫助上癮者脫離各種轄制，也就是我常說的：「家人先改變，上癮者才會改變。」

　　「癮」是靈性最深沉的墮落，而「依附關係」則是信心最大的考驗。這樣的心情就像聖經中記載亞伯拉罕獻以撒為祭，但是以撒沒有犯罪，而你所愛的人卻犯罪了！「愛能遮掩一切的罪」這「愛」指的是耶穌基督的愛，而不是父母的愛，無論你所愛的人犯了多大的罪，耶穌基督都已經赦免了。我們要憑著信心相信神必要赦免他們的罪，同時更要相信：「凡祂所愛的必要管教」（希伯來書 12 章 6 節）。家屬不要扮演上帝的角色，去拯救孩子或審判自己，讓上癮者「依附你」的結果，只會讓雙方更加痛苦而無法自拔。

---

❻ http://psychcentral.com/lib/symptoms-of-codependency。

➡ 什麼是「依附關係」？

如果花了大半的精力滿足上癮者的需要或處理他留下的爛攤子，以至於好像掉進永無休止的陷阱裡，和上癮者的關係似乎達到「失控的狀態」，那麼就可能是「上癮加工者」或者和上癮者產生「相互依賴」的關係。他的狀況嚴重影響到你，這樣的關係不但無法讓你所愛的人戒癮，反而會讓你憂鬱、躁鬱、失眠，甚至精神分裂。

當我聽到：「我真是命苦啊！怎麼會生出這樣的孩子？」其實我很想說：「你命苦，是因為你把孩子應該受的苦，往自己身上攬。」

許多家屬團體成了「吐苦水大會」，看誰比較苦誰就比較屬靈、比較偉大？或者安慰自己：「神要我們受苦是為要我們更親近祂。」雖然這是事實，但不是神的心意，耶穌基督已經為我們釘了十字架，並且復活，但「上癮加工者」還停留在「釘十字架」的階段，看不到盼望。在人的面前表達是上帝給自己的磨練：「上帝要使用我所以才給我這樣的苦難。」但獨處時又覺得長期受上癮者折磨真的很可憐。

治療上癮者最大的困難不是上癮者的家長或配偶不負責任，而是「太過負責任」，以致家人和上癮者產生「相互依賴」關係（co-dependency，我比較喜歡的翻譯為「失控的關係」）。當我們的「愛」失去控制，很容易成為上癮者的依

賴而無法脫離綑綁，或者延長上癮的時間。說穿了就是「罪的鎖鍊」將上癮者和家人牢牢地綁在一起，而家屬卻毫不自覺。因為「愛」的緣故，維持這樣不健康的相處模式。

　　華人家庭比起西方社會更加嚴重，單單「讓上癮者自己承擔結果」這一點家長就是做不到，曾經有孩子經常半夜去賭博，家長屢勸不聽，我建議家長不要幫他還賭債，並且實施門禁，家長給我的答案就是：「做不到。」他們擔心孩子被追殺、擔心孩子流落街頭（其實這都是幻想出來的）。事實上這個孩子被上癮綑綁了五年了，家長寧可繼續放任，也做不到讓孩子自己承擔責任，究竟是誰生病了？

　　前文提及許多家屬為了幫助上癮者脫離上癮，好像身陷在湖中央，在下沉的過程中不斷地抓「浮木」，這個「浮木」可能是機構，也可能是人。到後來才領悟到只有自己學會游泳，才能拯救溺水的孩子，這就是這本書的目的，幫助家屬及輔導了解上癮者及如何幫助他們，也就是教家屬們「游泳」，拯救沉溺在不良習慣中的家人。

　　首先必須修正家屬們的「錯誤泳姿」，讓家屬以正確的態度面對上癮者，如果你有下列五個以上的徵狀，那麼你有可能產生「依附關係」，也就是「上癮加工者」：

◆覺得很沒面子

　　華人很喜歡比較，比孩子的成績、比先生的收入、比

車子、比房子，無所不比。認為家人吸毒是奇恥大辱，很
丟臉，擔心別人瞧不起。很害怕別人知道自己孩子吸毒或老
公有外遇、酗酒等，雖然犯罪的不是自己，卻認為非常沒面
子。

　　上癮是典型的「屬靈爭戰」，卻很少在教會聽見請大家
為上癮者禱告。也有學校因為怕影響聲譽，刻意將吸毒的學
生開除，以致無法有效控管校園吸毒人口。這樣的情況在有
身分地位的家庭中更糟糕，寧可掩蓋也不求助，穿了就是
「面子問題」，這些家庭和上癮者產生依附關係的情況特別嚴
重，當然脫癮也就更加困難。

◆刻意討好人

　　用「討好」對待上癮者，非但對戒癮沒有幫助，反而和
上癮者產生依賴關係，造成越來越嚴重的後果。因為你的禮
物、關愛、禮遇永遠比不上網路遊戲、毒品、酒精、色情所
帶來的「快感」。討好的結果只會抱怨上癮者沒有良心，為
自己帶來更大的失落感。

　　請牢記，永無止境地關懷、對他好、讓他開心、鼓勵
他，是不會讓他悔改的。當孩子或配偶在外吸毒或酗酒回
家，幫他們準備熱騰騰的飯食，忙進忙出，心想：「我這麼
用心會讓他感動吧？」坦白說這是天方夜譚！甚至許多孩子
只有在向父母索取金錢時才願意和父母說話，於是父母成了

「提款機」，不斷地滿足孩子的慾望，用不斷地「給予」維持關係，這樣只是表面和諧，無法帶來真心悔改。

◆模糊的界限

所謂「界限」指的是人與人之間的關係，這個「界限」不只是身體、金錢和歸屬，也包括情感、想法和需要。如果將別人的需要、想法和麻煩當作自己的責任，或者因此責怪自己，那麼你可能成為上癮者的依附關係人。

例如：默許孩子在家吸毒，卻不斷地勸他去戒毒，為了維持婚姻關係忍受丈夫家暴、孩子交通違規父母繳罰單、先生外遇太太道歉…..等，上癮者沒有承擔後果，反而讓無辜的人承擔，這就是「界限」問題。界限模糊讓上癮者不斷地測試底線，得寸進尺的結果造成更大的傷害。

◆過度在意別人的看法

界限模糊的結果會讓你過度在意上癮者的意見，但卻是你不同意的。例如：上癮者對父母說：你根本就不愛我、都是你的問題、都是你造成的……等，其實這只是他「個人意見」，雖然你並不同意但是卻將它吸收並且做出回應、產生自責。

不僅如此，也會在意身邊親朋友好所說的，例如：婆婆質疑媳婦沒有好好照顧先生、丈夫責怪妻子沒有教好孩

子等等，儘管那不是事實，但是為了不斷回應這些人的「忠告」，讓你感到身心俱疲。

◆過度關心而犧牲自己

常常聽父母對孩子說：「我就是為了你才犧牲自己的前途，移民到美國，沒想到你這麼不爭氣……」為你所愛的人犧牲自己是對的嗎？不見得。你的付出可能並不是他所需要的，如同父親為了提供孩子更好的物質環境而努力工作賺錢，但孩子要的可能只是陪伴。

上癮者的家人如果常將「犧牲」掛在嘴邊（雖然那是事實）如：為了救你脫離毒品我多麼地努力……，這樣反而會造成對方的愧疚感，讓他更無法面對人生的困境，加深對藥物或酗酒的依賴。

◆認為在自己的掌控之下才是安全的

「學習放手」是讓孩子成長的不二法門，對基督徒而言這是「信心」的功課。例如：先生去大陸會有小三、孩子在家就安全、不給錢就會去賣毒、在監獄會變壞、離家出走就遇見壞人……等，都是幻想出來卻尚未發生的後果，說穿了就是沒有「安全感」。

人因為「罪性」的關係，滴水不漏的「掌控」只會促使上癮者變本加厲，往相反的方向走。當你的「安全感」建立

在自己掌控的範圍，而不是倚靠神，那麼你有可能成為「上癮加工者」。

◆過多為他人著想

我曾經勸告家長將有暴力傾向的吸毒者報警處理或者請成年的孩子離家，以免威脅到家人的安全。大多數的家屬都會告訴我：做不到，他們的理由都是：在監獄會不會學壞？被人欺負怎麼辦？會不會有犯罪紀錄？到了戒毒村不習慣、離家出走會不會被人欺負？……憑空杜撰危機。

過度為他人著想會導致恐懼、沮喪。認為上癮者所犯的錯都是他造成的。長期活在與現實不符的幻想之中，逐漸失去判斷能力，帶來更大的沮喪，甚至產生憂鬱症。

◆否定事實

通常孩子吸毒的實際狀況，會比家長理解的更嚴重。有些家長即使在家中看到毒品吸食器，也不相信孩子會吸毒，孩子的解釋是朋友暫放的，家長卻選擇相信。先生整夜荒誕鬼混，還為他準備宵夜早餐。

許多家屬無法面對問題，採取否定的態度，通常他們會認為都是「別人的問題」例如：「我孩子很乖都是被別人帶壞的」、「我很好他才有問題」、「他的孩子比我的更嚴重」……等，有時候會用「專注在別人的問題」來代替自己

的「需要」。藉著忙碌、服事，甚至藉著「關懷別人」來掩
飾自己才是有問題的人。他們不會尋求幫助，直到不可收拾
的地步。

➡ 不是「不愛」，而是「愛太多」
（附「依附關係」檢驗表）

許多上癮者的家屬不是「不愛」而是「愛太多」，不是
「不負責任」，而是「太負責任」。讓自己及上癮者雙雙陷入
泥沼中無法自拔。**表二**可以幫助你檢視自己是否無形中成為
上癮者的「依附關係」。

表列問題當你有五個以上的答案是「是」，那麼你有可能
成為「依附關係者」，更強烈的說法就是「上癮加工者」。❼

▋案例

陳長老平時熱心公益、建立教會，也是成功商人，經常
在各教會講道及教學。他的太太也是教會的區牧，夫妻倆是
許多人的榜樣。但是他們有一個不為人知的「痛」，那就是
他們的孩子吸毒已經好幾年了，他們認為兒子就是聖經保羅
所說的那根「刺」（哥林多後書第十二章），讓他們在服事的
道路上更加謙卑。

---

❼ www.addictionz.com/codependeency-quiz。

表二：「依附關係」檢驗表

是否因為上癮者的關係而放棄工作？	是□	否□
你和他的關係是否讓你很不快樂？	是□	否□
你覺得他會影響你的身份地位？	是□	否□
常常活在悔恨當中？早知道就不會這樣？	是□	否□
是否常常幫他還債？或用金錢供應他的需要？	是□	否□
是否認為了這段關係耽誤了你的前途？	是□	否□
讓你有志難伸？	是□	否□
每次的衝突後會覺得對你不公平？	是□	否□
覺得十分委屈？	是□	否□
是否曾經借錢給他？	是□	否□
如果你在爭論中得勝，是否一再重申你的論點？	是□	否□
失去盼望？覺得沒有救了？	是□	否□
是否曾經心不甘、情不願地幫他買東西？	是□	否□
是否因為他的關係讓你忽略了家中其他人的需要？	是□	否□
是否在對談中經常提起舊事？	是□	否□
這段關係讓你經常失眠？	是□	否□
擾亂、失望、挫折之後促使你想要改變他？	是□	否□
是否認為當他看到你的辛苦，日子就會好過一些？	是□	否□
曾經有自我毀滅的念頭？	是□	否□

　　由於不勝其擾，於是將兒子安排在外州的房子獨自居住，每月按時寄生活費，孩子的情況卻每況愈下，陳長老只得不斷地增加生活費，直到有一天警察找上門，原來孩子因為吸毒過量產生幻聽幻覺，被鄰居控告非法侵入及騷擾，這才不得不求助專業輔導。

　　輔導建議應該斷絕金錢的援助及收回房子，只有這樣才有可能將孩子送入戒毒村、暫時隔離治療。然而陳長老夫婦卻不以為然，認為：「我是長老也是講員，將孩子送到戒毒村，大家都會知道兒子吸毒，我怎麼去教導別人？哪有臉去幫助別人？」

　　於是他們拒絕輔導的建議，花錢找律師幫兒子解決法律訴訟的問題，同時尋求教會的牧者同工為孩子法律問題禱告……，他們相信孩子將來會成為被上帝所用的人，到處做見證，成為榮耀的器皿，因為有信仰堅定的父母在為孩子禱告。

　　我不是否認禱告的力量，而是當我們祈求上帝改變環境之前，先改變我們的內心。聖經提到：「只是你們要行道，不要單單聽道，自己欺哄自己。 因為聽道而不行道的，就像人對鏡子看自己本來的面目，看見，走後，隨即忘了他的相貌如何。」（雅各書 1 章 22-25 節）

　　前文提及上癮者到後來是「病人」，無法自己幫助自

己，許多親屬也一樣，無形中讓上癮者產生「依附關係」，因此他們也是病人，無法幫助自己脫離「上癮加工者」的角色。他們只專注在上帝的恩典卻忘了上帝對「罪」的零容忍，只在意「救恩」卻忘了「審判」。**他們沒有真正解決問題，而是在「美化問題」。**

　　「責怪」、「控告」是上癮者慣用的語言，他們往往會說：「家人不了解我」、「他們根本就不愛我」，換言之他們的良心已經麻木，家人的善意和無盡的愛，反而讓他變本加厲使用更多的藥物、酗酒，來處理自己的「愧疚感」，因為這是他們唯一的出路。而家人因為害怕揭露真相會帶來更大的衝突，於是試圖隱藏、美化問題，維持表面的和諧，無形中成了「依附關係者」，用更嚴厲的說法就是「上癮加工者」。

▋ 情況一

母親：「我發現你房間有大麻吸食器。」

孩子：「你怎麼可以隨便進我的房間搜東西？你一點都不尊重我的隱私，這個家庭我受夠了，你這個爛母親，每天什麼事都不做只會監視我，我要搬出去！」

▋ 情況二

妻子：「我請你去接孩子回家，結果你居然跑去喝酒？喝醉了還讓孩子從摩托車上摔倒。」

丈夫：「是妳自己不負責任，我幫妳接孩子，還怪我？都是妳給我壓力，以為妳有工作多了不起？我只是喝一點酒舒緩妳帶來的壓力，有錯嗎？妳這個爛女人娶了妳算我倒楣，這個家毀了都是因為妳！」

通常「依附關係者」只想讓日子好過些，努力嘗試適應上癮者，不要惹他們生氣，不想把他們推到懸崖的邊緣。如果家中還有其他的家人，更會忍氣吞聲，努力地想維持家庭的和諧。於是每天問候孩子，想辦法煮一桌好菜等他回家，或者帶他去旅行，幫他們解決法律問題、幫他們找工作等，其實這些都是「康復」的阻力。

困難的是當家屬要尋求幫助解決上癮問題時，上癮者就會惱怒、攪亂，無論怎麼做都是家屬的錯，以致家屬更加恐懼，不敢將「罪」攤在陽光下，和上癮者綁在一起，活在痛苦的深淵中。

➡ 家屬的自我觀護

不會照顧自己的家屬，就無法對上癮者提供正確的協助。許多看似「協助」事實上只是在「拖延」。當你認清問題並且理解自己無法承擔時，先讓自己成為「健康的人」，例如：經常爬山、運動、參加小組。當親人還在沉溺不願改

變時，先將自己照顧好，等待適當的時機。同時將上癮者的「罪」攤在陽光下，不需要「昭告天下」，但是要尋求外人的幫助。

　　讓他人知道上癮者的問題，也就是尋求「介入者」。不要害怕尋求幫助帶來的衝突或關係的破壞，這些都只是「過程」，要用愛心說誠實話，更重要的是不要控告自己，畢竟犯罪的不是你，但是如果包容罪就是與「罪」有分了。

如果你是上癮者的家人，你可以為「他們」做些什麼？

- 充實關於各種上癮的知識以及如何恢復（恭喜你當你閱讀這本書時你已經開始了），藉此了解他們，在適當時機才能給予正確的協助。
- 尋求合適的第三者介入（見後文），不要單獨面對
- 試著不要責怪、審判自己或其他人甚至上癮者，對家中的任何人而言都是非常艱辛的，責怪、審判對任何人都沒有益處。
- 提供一個沒有毒品的環境，如果受鄰居影響，可以考慮搬家，這樣可以降低使用機率。
- 理解「戒癮」是需要時間，不可能一夜之間改變，需要時間讓上癮者藉著各種不同的方法（見後文）慢慢恢復。
- 不要期待過去的日子會回來，這是不可能的。他的身

　　心靈和大腦都已經受到上癮的傷害，不要期待過去的
　　生活會回來，而是要創造一個無法使用毒品或酗酒的
　　「新生活」。

- 要找到可以讓上癮者放鬆、享受的新生活方式。許多
  上癮者是為了放鬆才去喝酒，你需要找到健康但是被
  他接受的放鬆方式，例如：各種他喜愛的運動、一起
  看電影……等。

- 試著不要用負面的字句和上癮者溝通，例如：都是你
  的錯、你搞砸了、你害我……等。用負面的字句不會
  帶來改變，只會增加他們內心的愧疚感，加深躲入藥
  物濫用或酗酒之中。

- 不要掩蓋或為上癮者找理由，例如：單親、受欺負、
  不小心、受朋友影響等等，會讓他們忽略自己的責
  任，無法帶來悔改。

- 不要幫他解決因為上癮而惹出的麻煩如：被警察逮
  捕、交通罰單、被學校退學、失去工作，事實上這些
  麻煩及後果會讓他們產生想戒的意願。因此無論他如
  何哀求，千萬不要幫忙解決。

- 設立雙方都同意的界限，如：驗毒、門禁、斷網路、
  斷零用錢……等，它目的是幫助家人們能夠擁有一個
  健康的生活，但不要將「界限」當作懲罰或者羞恥。
  要讓上癮者明白這不是懲罰而是「界限」。「界限」是

雙方的立約，要事先談好，無法遵守就必須付代價。

- 如果你真的要在金錢上幫助他，最好買食物或者服務，而不是直接給金錢。如果你要幫他付房租、加油，也要直接付給房東或用悠遊卡加值。
- 當他真心悔改、有心要戒，此時會感到恐懼茫然，因此當他進入戒毒村或去勒戒所時，建議要陪伴，給予正面鼓勵，並且常常探望。
- 常常為他禱告，要知道只有上帝才能改變人心，我們能做得十分有限

如果你是上癮者的家人，你可以為「自己」做些什麼？

- 好好照顧自己身心靈，陪伴上癮者長期耗盡心力，無形中你也生病了，也需要時間康復。當你所愛的人不願離開成癮，此時的你應該鍛鍊自己的身體，如：運動、登山、游泳等，同時仰望主，等候主的時間，當他們願意悔改時，你才有足夠的體力與靈力去拉他們一把。
- 不要自責，你無法掌控「人的決定」，更無法強迫改變他們，這是他們的選擇。雖然我們在孩子的教育上或經營婚姻關係上曾經犯錯，但最終還是他們的選擇。
- 不要太過用心或者用力去照顧上癮者，這樣反而你更

加失落，你的付出喚不回他們的心。最好的方式不是
幫他們做什麼，而是鼓勵他們戒掉，在行為上成為他
們的榜樣。

- 尋求專業第三者的幫助，並且持續參加家屬支持團
  體。這是場持久戰，沒有同伴很難撐的下，面對所愛
  的親人會有許多盲點，需要專業的第三者從旁協助。
  最好不要將其他的親人捲入，那樣只造成更多的糾
  葛。

- 不要爭論，不要試著和上癮者討論或爭論他們的問
  題，爭論對錯不會帶來任何的改變，指出「罪」只會
  讓對方離你遠去，更加深你的挫折感。

- 傷害自己或負面語氣只會讓他們越陷越深，盡可能不
  要用負面的語氣和上癮者溝通，那只會讓他們增加他
  們的愧疚感，促使他們更加依賴藥物或酒精。

- 不要因為上癮者的攪擾而忽略了其他的家人，要知道
  他們也是受傷的一群。

▋案例

阿強自幼家境優渥，他的家族在當地曾經是有名望的大
地主，年輕時阿強就感染海洛因和酗酒，經常打架鬧事，家
裡的田產被他揮霍殆盡。老母為了疼愛阿強將最後的棲身之
處拿去貸款，因為無法償還貸款而面臨法院拍賣的命運。

多年來許多親友都勸告阿強的母親不要再用金錢支持孩子了，里長建議阿強的母親向警察舉報，看阿強是否會因此而徹底悔改，卻被阿強的母親一口回絕：「我只有這麼一個兒子，他如果被警察關我怎麼對得起祖宗？況且他很善良，很孝順。」

阿強的母親年紀已大，所有的積蓄都被阿強花光，最後只得靠資源回收勉強過日子。阿強知道母親很愛他，但是沒有一技之長、年紀也大了，找工作談何容易？於是每天渾渾噩噩地過日子偶爾幫母親做資源回收。

由於經濟拮据，毒品用量越來越大，阿強的脾氣越來越火爆，在一次衝突中將母親打成重傷，母親這個時候才悔恨不已，認為是自己教子無方，在醫院上吊自殺。出殯時，阿強被親戚要求三跪五叩進入靈堂祭拜。喪禮結束後阿強竊取部分喪儀，買了他的最愛：海洛因……。

「無盡的愛」無法改變上瘾者，犧牲自己更無法讓他們感動。改變上瘾者只有上帝、只有聖靈。我們能做的就是讓他經歷犯錯得到的結果，產生自覺需要改變。當他們願意改變時，才有力氣拉他們一把。

許多家屬長期與上瘾者為伍逐漸成為「依附關係者」，當上瘾者願意改變時，家人自己也生病了，負面思想帶來負面言語，成為恢復的阻力，例如：「我就知道你改不了」、

「你自己想辦法戒」、「不管你了」等等，這就是沒有好好「照顧自己」的結果。

　　讓上癮者悔改是一條困難的道路。家人幫助上癮者的目的是讓他們學會自己承擔過錯，而不是將「他們的錯」攬在自己身上。坦白說，沒有從上而來的恩典與勇氣是做不到的。如何能夠脫離上癮的「依附關係」？最重要的是「轉移注意力」：

　　第一，眼光從上癮者的身上，移轉到上帝及其他人事物。上癮是長期隱藏罪的結果，「依附關係」也是 一樣，長期專注上癮者的結果，自己也跟著生病了。

　　第二，眼光從過去的悔恨與未來的惶恐轉到「現在」。美國匿名藥物濫用協會有句名言：「今天好就好。」（Just for Today）我們的努力只為了今天，只要「今天比昨天好」就好。未來只能交給上帝。因為：

酗酒、嗑藥不是你造成的：這是他們自己的選擇，

你無法控制他們：他們的心思意念你看不到，

你不能治療他們：需要專業人士及上帝的恩典。

思考與討論

1. 在上癮者尚未脫離成癮時，追究原生家庭會產生什麼樣的後遺症？

2. 你曾經是「依附關係者」嗎？或者你有認識的「依附關係者」嗎？什麼情況之下會成為「依附關係者」？

3. 解決問題和美化問題有何不同？會帶來什麼結果？

4. 一般人比較不容易將「罪」攤在陽光下，為什麼？他們害怕什麼？家屬如何自救才能幫助上癮者？

第二部
轉捩點：揭露、協談與介入

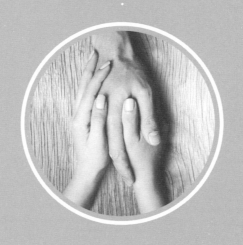

我們經過水火，你卻使我們到豐富之地。

——詩篇66章12節

第四章

帶來痛苦與重生的「轉捩點」

得著生命的，將要失喪生命；
為我失喪生命的，將要得著生命。

——馬太福音 10 章 39 節

Cure &
Care for
Addicts

　　什麼是上癮者生命的「轉捩點」？說穿了就是「危機」。沒有危機不會帶來「重生」。什麼是上癮者的危機？就是「被揭露」的時刻。「揭露」是有危險的，會帶來極大的衝突，可能是被逮捕、妻離子散、失去工作、失去健康、失去家庭及所有的一切，因此許多家屬懷著「鴕鳥心態」認為沒有那麼嚴重而放任他們繼續下去。

　　讀者或許會問：「一定要這樣嗎？難道不能用勸告嗎？」坦白說真的要看什麼樣的上癮？哪一種毒品？上癮時間有多久？是否帶來生活、人格及大腦的傷害？

　　對上癮性極高的安非他命、海洛因、色情等可能必須採取比較激烈的手段阻止上癮對大腦的破壞。而其他成癮性較低不會產生強烈斷戒症狀的如：K他命、網路遊戲等，可以先採用協談的方式（見後文），協談後觀察一段時間，再決定該採取什麼樣的行動。因此必須先釐清以上的問題，同時將「上癮」攤在陽光下，尋求外在的幫助，才有機會。

　　當人們上癮時，他們是屬於魔鬼的，我們必須站在「對立面」，對上癮所帶來的罪「零容忍」，即使讓他入監也在所不惜，但是必須放下自己的情緒，才能有效化危機為轉機。通常我會鼓勵家屬：「活著就有希望。」

　　苦苦相勸對腦袋不清、個性軟弱的上癮者是無效的，許多家長不斷地傳簡訊、不斷地勸告，甚至威脅「如果你不戒我就會……」但卻從來沒有真正的「行動」，時間久了自然

被看破手腳,無論如何勸告、威脅、利誘,還是依然故我,只是「掩蓋」的技巧更高明而已。

前文提及在上癮者的心中:

勸告就是「嘮叨」

鼓勵就是「縱容」

威脅就是「笑話」(因為知道你根本做不到)

只有「出事」才是「警訊」。

出事就是危機。關鍵在如何善用危機?如何使它成為上癮者的轉捩點,而不是污點?有一個很重要的觀點就是**「這個危機是他自己創造的,而不是你給他的」**。這就是我在《上癮的真相》所提及的「豬圈理論」——浪子沒經過「豬圈」(也就是人生谷底)——是不會悔改的,關鍵:父親必須要先放手。

曾經有個案在十七歲時背逆、使用毒品、參加幫派,父母為了避免孩子繼續墮落下去,於是半夜找人強制將孩子送往專門管教不良少年的寄宿學校(美國法令規定十八歲以下青少年父母有擁有強制權),有效嗎?短期是有效的,當孩子正處於危險邊緣,將孩子暫時脫離險境是有效而正確的,孩子會因為嚇阻而改變,但是這絕對不是「萬靈丹」,這只是「過程」而不是「結果」。

　　孩子不可能「從此以後」就變好，家長也不要誤信這就是「結果」，沒有後續長期的監控及復原，有時候只是在拖延孩子悔改時機，以及給家長喘息的機會而已。「轉捩點」的發生越早越好，家長攔阻「危機」的結果只會造成更多的傷害。

　　有位十六歲的女孩屢次為了與四十歲的網友相聚離家出走，而這名網友有毒品前科，父母傷心欲絕、不知所措，由於家庭經濟狀況不錯，因此強制將女兒送往外州的寄宿學校，不料女兒居然逃跑，並且非常痛恨父母。母親理解女兒尋找慰藉的原因是因為父親不斷地外遇，於是默默帶著女兒參加醫治特會並且長期陪伴加入教會，而父親也明白自己外遇對女兒的傷害而回歸家庭，當父母悔改並且找出原因，孩子就有機會。這段化危機為轉機的歷程足足經歷了兩年，但卻帶來真正的改變。

　　同樣的狀況發生在另一個家庭，也是一樣父母半夜強制將兒子送往寄宿學校，當兒子畢業返家後行為確實變好了，由於父母是非常敬虔的基督徒，於是帶著「浪子」到處做見證，鼓勵兒子在教會服事，並帶領敬拜，想要扭轉外界對兒子的「不良印象」，但糟糕的是父母沒有監控，不清楚兒子偏差行為的背後是可怕的毒品，兒子上台做見證的結果是「認為自己好了」而放鬆警戒，父母認為只要兒子上教會、參加特會、痛哭悔改就沒問題。兒子為滿足「被宗教靈綑

第四章 ● 帶來痛苦與重生的「轉捩點」　111

綁」的父母，一邊上教會、一邊吸毒，直到多年後被警察逮
捕、妻離子散才真正悔改⋯⋯。

　　有效的戒癮輔導必須量身打造。因為每一個人都不一
樣，有些人用「嚇阻」是有效的，但有些人「用強烈的嚇
阻」卻會造成永久的挫傷。必須要先找出墮落的原因，先行
溝通，設立界限，然後放手讓他自食惡果，雖然會花時間、
付代價，卻會帶來真正的悔改。

　　當上癮者經歷「轉捩點」會帶來極大的痛苦與差辱，家
屬也一樣。但是它可以幫助家屬認清真相，雖然必須付出好
像「經歷水火」的代價，而那卻是上癮者重生的契機。

　　由於轉捩點實在太痛苦，許多家屬選擇逃避，例如：想
盡辦法挪走牢獄之災、對吸毒視而不見甚至包庇、當孩子發
怒時急忙躲避不尋求幫助、因為面子問題擔心親友知道而想
辦法隱藏、無法忍受孩子吸毒於是自己離家出走⋯⋯等。此
時家屬需要的不是「安慰」，而是「勇氣」。因為只有帶來痛
苦的「轉捩點」才能帶來真正的「康復」。

　　相信最後的結果是美好的，只是需要時間。千萬不要扮
演上帝的角色出手干預，而是要有勇氣面對揭露後的真實狀
況並且勇敢面對。

思考與討論

1. 人的盡頭就是神的起頭，對上癮者而言「盡頭」是什麼？什麼又是上癮者家屬的「盡頭」？

2. 家屬攔阻或化解危機，對上癮者會產生什麼後遺症？

3. 為什麼「出事就是好事」？會帶來什麼樣的幫助？

第五章

揭露上癮

選擇面對黑暗是邁向光明的開始。

Cure &
Care for
Addicts

　　「癮」既然是偶像崇拜，就很難隱藏。當發現時早已上了「癮」的毒鉤，並且到了擾亂生活、無法自理的地步。因此上癮輔導者的共同認知就是「越早越好」。

　　剛開始可能是受人誘惑、漫不經心、毫無防備，覺得偶爾一次不會怎樣，但由於「罪性」的緣故，**當上癮者如果「沒被發現」就會增加「再試一次」的僥倖心態**。就如同賭博，每一次「贏錢」總會加強他再試一次的慾望，如果剛開始輸錢就比較不會有後續的發展。

　　藥物濫用也是一樣，沒有被發現會促使他們躍躍欲試，直到被發現為止。但這段期間他們可能會賣毒、借錢、偷竊等，甚至被逮捕入獄，通常家人發現時，可能被毒癮綑綁很久。這就是為什麼我主張毒品檢驗劑必須開放給一般民眾，並且宣導家有青少年的家長如何使用的原因。

　　網路遊戲上癮的人也有類似的心態，家長如果完全禁止會加深孩子的渴望，最好的做法就是「限制不禁止」。同時這個「限制」必須經過雙方同意，而不是家長單方面決定，當孩子一旦破壞約定就必須付出代價，就比較不會歸罪到家長身上。

　　上癮是靈魂最深沉的墮落，他們會不斷地製造問題，造成家人的緊張與衝突，如果有工作或學業會因此表現不好，這個時候他們總會找個藉口：「家庭、工作給我的壓力太大了，我需要放鬆一下。」、「他們都不了解我」、「她如果多愛

我一點」……他們對自己的行為毫無愧疚感，他們的藥物就是他們的「朋友」甚至「恩人」，毒品、色情網站、酗酒就是他們的「避風港」。

　　這種自欺欺人的心態已經成為他們上癮的藉口。曾經有母親知道藥頭的電話準備報警處理，卻被孩子阻止，居然說：「媽媽你不要害他們，他們是救我的。」上癮者熱愛他們的「偶像」超過一切，這點會讓愛他們的家人感到非常憂傷。此時的他已經到了偶像崇拜、被奴役的階段。就我的經驗，到了這個階段孩子總會以威脅、恐嚇的手段對付家長，因此不少家長和上癮者一樣會選擇「逃避」，不敢面對真相，增加了輔導的困難度。

　　上癮沒有曝光，而家人的生活被他們擾亂得一塌糊塗，家人會以為：「這可能是我的問題。」、「青春期過了就好」、「他已經發誓不會再犯了」……等等。上癮者長期脫序的行為讓家人感到疲倦、沮喪、無望，久而久之也成了「依附關係者」，不去處理上癮問題，只處理因為上癮的「衍生問題」，例如：

　　孩子賭博幫他還債，因為害怕債主追債。

　　代繳孩子過多的交通違規罰單，而不去察覺為什麼會違規、背後原因是什麼。

　　孩子因為網路遊戲功課退步，幫他找家教。

　　抱怨孩子花太多錢但是不去追究錢花在哪裡。

曾經有家長因為孩子大麻成癮，行為越來越失控，於是尋求幫助。由於大麻斷戒症狀是惱怒、暴力，但是使用了大麻後就會變得溫和有禮，於是父親只好每天不斷供應大麻，換取安靜沒有衝突的日子，直到孩子用量越來越龐大，惱怒的時間越來越長，甚至休學在家，才不得不面對上癮問題。

許多毒品剛開始不易被察覺的其中一項原因，就是如此。有家長明知道家中環境不佳，經常看到孩子有錢可花，不追究「錢從哪裡來」，是否有可能從事不法的事情？或者經濟富裕的家庭不去追究「錢花在哪裡」，是否有可能去買毒品？以致錯失揭露孩子吸毒的事實。

「發生」指的是剛開始上癮卻沒有被人察覺，有時與「發現」可能間隔好幾年。因此「盡早發現」是脫離綑綁的重要契機，這也是為什麼現代父母要認識上癮的真相，即使痛苦、衝突也必須面對。

「揭露上癮」一定會帶來更多的衝突，一定會帶來家庭革命。但最終一定會贏得勝利，因為黑暗無法勝過光明。因此面對真相、揭露上癮，「不聽從上癮者的謊言」是贏得勝利的第一步。

➤ 網路遊戲、色情、賭博等行為類上癮的揭露

行為類上癮的揭露遠比其他上癮更困難，它的關鍵在

「使用時間與次數」，往往被揭露時已經「傷痕累累」。如：網路遊戲、手機、色情、賭博等，需要沉溺的時間比較長，會在不知不覺之中上癮。許多家長只知道孩子乖乖在家打電腦，而不去追究上什麼網站。

揭露行為類上癮最大的問題在於廣泛存在各個角落，只要有一機在手，色情、遊戲、賭博即可暢行無阻。「消遣」和「沉溺」的界限比較難判斷，許多家長反應學校作業需要上網，但是很難界定是在寫作業還是玩遊戲。網路遊戲的防止及處理請見《上癮的真相》網路遊戲篇，其實不是家長不知道如何處理，而是不處理或者用「憤怒」處理，結果當然不理想。

以下是行為類上癮的揭露方向：

工作、學業：工作習慣是否改變？拿回家的錢是否突然變少？是否經常遲到？如果是學生成績是否突然一落千丈？經常曠課？是否注意力不集中？當你走進他的房間的那瞬間會立刻關電腦？通常他們會告訴你：「主管不公平」、「不要吵我、離開我」、「老師討厭我」、「我沒有興趣」……等藉口。這個時候最好找同事或老師談一談，看真實的情況是否屬實，若有懷疑也要告訴他，主要的目的是建立一個開放、公平、誠實的平台。

朋友圈：同儕團體是否改變了？是否更秘密行事？如果是青少年是否花更多時間在房間內獨處？

身體、情緒的改變：體重是否突然下降？是否經常兩眼渙散充滿血絲？思想是否經常有很奇怪的邏輯？原本按時去教會突然不去？是否經常感到很疲倦？

金錢流向：突然多了好多信用卡？無法解釋異常的金錢流向？此時最好不要專注在「金錢的損失」，而是「錢去了哪裡？」找到源頭避免再犯。財務的損失也必須要他自己負責。如果是青少年也必須要用自己的勞務償還債務。

經常晚上無故離家：是否無法解釋去那裡？回家時滿身菸味……等。

行為類上癮的發生總是無聲無息，例如：賭博總是要等到輸光積蓄、刷爆信用卡、債主找上門的時候，才會被發現。色情網站除非被發現，否則更難揭露，但色情的傷害無遠弗屆，它會傷害所有一切與神、與人的「關係」，包括：婚姻、子女、工作、教會生活等等，將自己封閉、不和外界連結，以至於無法自拔，最後極可能產生犯罪行為或偏差人格。

行為類上癮被揭露時很難界定是否上癮，因此要透過協談才能逐步確認上癮與否。信仰的好處是自己會認罪，這是和沒有信仰者最大的差別，比較有機會邁向康復。「自我揭露」是行為類上癮康復的契機。因此當有人向你承認有這方面的問題，千萬不要「定罪」，而是要「理解」，設定「監督行動方案」（見後文）。

➡ 吸毒、酗酒等物質類上癮的揭露：觀察、確認、面對

　　所有的上癮以酗酒及吸毒最令周遭的人痛苦。不僅傷害自己的身心靈，更為家人帶來無比的沉痛與哀傷。甚至比家人得癌症還痛苦，因為必須面對社會的標籤：「你孩子吸毒一定是你有問題。」以至於寧可不揭露。家人盡可能地不要刺激他，大家相安無事即可。

　　我曾經問過一位孩子吸食大麻以致一事無成的父母，為何不盡早處理？當父母年老而孩子卻無法獨立怎麼辦？他們告訴我：「反正我死了就看不到，一了百了。」許多父母不是不知道而是「不敢」揭露，因為害怕衝突。家境優渥的父母認為反正也供應得起，就讓他吸吧！只要不要出事就好。

　　揭露的目的，是讓上癮者知道會有行動阻止他繼續犯罪。上癮治療是漫長的旅程，揭露上癮也一樣，因為上癮者太過狡猾、家人過度關愛。基本上必須經過「觀察」→「檢驗」→「面對」三個步驟，才能擬定未來的戒癮計畫。

　　牢記：**揭露不是抓罪犯，而是讓我們有準備。「面對」不是「質詢」，而是讓上癮者產生「自覺」願意改變。**而「檢驗」的目的除了再確認，也讓吸毒者警惕，不是犯罪證據。在心態上必須做調整才會帶來最好的效果。

　　揭露孩子吸毒和丈夫外遇，都無法透過「質問」達到確

認的目的，他們的答案一定是「我沒有」，可能還補上一句「你亂說」。因此必須透過「觀察」而不是「質詢」。

　　當你揭露對方的上癮時，他們會感到羞愧、難過、生氣等等不悅，「難過」不代表「悔過」，難過是一時的，而「悔過」需要行動及時間，其步驟如下：

第一步：觀察

　　許多物質類成癮在剛開始使用時不容易察覺，例如：處方藥、海洛因、K 他命等，他們只是偶爾「玩」一下，認為自己可以控制。「偶爾玩一下」其實會有一段時間，他們可以吸毒同時工作、上學、正常生活長達半年以上，在外地工作或就學的孩子更難被察覺是否有在用毒品。

　　提早發現可以幫助家人早日脫離毒品的綑綁。以下是觀察重點：

★生理反應

　　經常眼睛充滿血絲、瞳孔比平常放大或縮小

　　食慾及睡眠習慣改變，經常睡著或醒著超過 12 小時

　　體重忽然減輕

　　衛生習慣改變，不注重個人清潔

　　身體或呼吸散發不尋常的異味

　　臉上突然多了許多有膿的痘子

說話含糊不清，字句不連貫，有時不知道他在說什麼

★行為反應

曠課、曠工頻繁

經常夜歸

無法解釋的金錢支出異常，曾經偷錢或借錢

似乎想要隱瞞什麼，詭異的行為舉止

朋友圈、喜好及生活習慣無預警地突然改變

經常惹麻煩如：打架、闖禍、違法

經常將房門鎖起來

★心理反應

個性及態度和平常差異很大

情緒容易波動，經常惱怒、亂發脾氣

很容易激動、不安、煩躁

缺乏動力，經常昏睡或思想一片空白

沒有原因的害怕、恐懼及莫名的偏執狂

第二步：確認

如果發現房間或背包有錫箔紙、針頭、小包裝的粉末、煙捲、奇怪的即溶咖啡奶茶包……等，可以在網路搜尋毒品樣式，確認真相。

　　知道有狀況時，家屬反應通常不是憂心忡忡就是暴跳如雷，對解決問題並沒有幫助，反而讓上癮者學會如何「更加隱藏」。相反的如果上癮者在家屬尚未發現前就坦承，坦白說，無論他做了多少壞事，都值得為此感恩，所以家屬不要生氣，因為他在尋求幫助，表示有很大的悔改契機。

　　當孩子向你坦承卻換得一場暴怒或皮鞭，只會讓他更加依賴藥物。因此家長最好的做法是：深呼一口氣，先為自己禱告，勒緊自己的舌頭。預備下一個階段：「尿液篩檢」。

　　毒品尿液篩檢在美國非常普遍，藥店都有販售，甚至可以從網路採購，就像驗孕棒一樣。然而**台灣藥事法第四條**將毒品試劑歸為乙類的專業用醫療用品，必須要透過檢驗中心或警察局等相關機構才能進行檢驗，徒然增加家長知道孩子染毒的困難度。

　　對長期使用毒品的家屬而言，毒品試劑的效果不大，但是對尚未上癮的青少年確實能產生警惕的作用。我的期待是毒品尿篩就像驗孕棒一樣，可以輕易地在各個鄉鎮衛生所，甚至自動販賣機取得。其實在染毒初期被發現，透過家長的有效控管（見後文），很快就能脫離毒品的綑綁。由於國人愛面子又擔心孩子留下犯罪紀錄，不願讓警方或校方檢驗，以致耽誤了第一治療時間。

　　曾經走訪政府相關單位，呼籲將毒品尿篩普遍化。但是台灣的主管機關卻沒有積極作為，他們的理由如：偽陽性過

高無法作為判罪依據（事實：家庭篩檢結果不能等同作法律效力即可）、吸毒者事先用來規避被保護管束時期的法院檢驗（事實：規避只要數天不用毒品即可）、造成家長與孩子之間的緊張（事實：孩子如果正常生活作息家長沒有必要檢驗）⋯⋯等。

　　我曾經在講座發放毒品篩劑，其中有位家長告訴我，她懷疑夜歸的孩子有吸毒，於是用我給她的尿篩為孩子檢驗，果然呈陽性，家長立刻適當處置，孩子因此不敢再碰毒品。這是非常有效的初期防毒的法寶，如果能夠加以宣導，必定會帶來反毒契機。

　　對長期藥物濫用或功能失常的家庭而言，毒品檢驗效果有限，但對於初期因為好奇及朋友慫恿階段的青少年而言，毒品尿篩檢驗具有恫嚇作用。在家自行毒品篩檢的好處除了可趁早監督控管之外，可以避免家長產生「面子問題」，擔心孩子在警局留下不好的紀錄或在學校被標籤化。青少年染毒是生活習慣及心理的問題，毒品篩檢只是顯露真相，無法解決真正的問題，但「釐清真相」卻是最重要的一步。

　　牢記：毒品尿篩不是來懲罰，而是釐清真相。家長語氣一定要平和：「我很擔心你昨天晚上和朋友出去是不是用了不好的東西。我知道你應該沒有用，但是為了讓我安心，是否可以讓我檢驗？也可以證明你的清白？」如果孩子暴跳如雷、堅持不驗，也不用勉強：「你反應這麼強烈，堅持不

驗，我想應該是有用，可不可以坦白告訴我？我保證不會生
氣。」

第三步：面對

　　當家屬發現染毒，會有「情緒」的問題。應該先冷靜思
考：是什麼時候開始改變的？這可以幫助我們判斷吸食多
久？是否上癮？通常當我們發現時，可能已經吸食許久，只
是不知道而已。吸食的是什麼毒品？可以上網搜尋毒品的種
類，某些毒品的上癮性較高，需要求助戒治單位如：安非他
命、海洛因等。而上癮性不高的 K 他命在初期染毒，透過家
長的關心、陪伴、設立界限，有機會脫離綑綁，其步驟如下：

★立下規則和具體可以衡量的後果

　　不要制訂沒有後果的規定如「不可以吸毒」（應該是：
吸了你會得到什麼樣的結果？），不要空心威脅如「我警
告你：不可以吸毒」，或者做不到的結果：「你吸我就殺了
你」……等，應該要可行並且明確如「如果證明吸毒就必須
離開家或……」。最重要的是不能單方強制設置規則，必須
要和吸毒者共同約定。配偶和家人態度必須一致。

★監視活動

知道去向，和誰出去？定期檢查毒品的藏身之處如，如：書

包、房間……等。必須要和上癮者解釋這樣做是因為他吸毒的關係，你必須要保護這個家。態度堅定但是和善。

★牢記毒癮不會自動消失，而是要被「替代」

許多人離開毒癮卻落入賭癮或其他上癮。鼓勵他參加有興趣的活動如：游泳、健身、球類或參加教會舉辦的營會等等，因為「物以類聚」的關係，必須重新幫他建立新的人際關係，為他尋找健康的友誼環境如：教會、運動俱樂部等（見後文）。

★釐清吸毒的根源

當他清醒時，要心平氣和地談論使用毒品的潛在問題，如：什麼情況之下使用毒品？是否有任何壓力？是否有朋友找麻煩？是否在近期發生重大變化，如：搬家、親人過世、父母離婚等造成壓力？

★ 透過權威人士

大多數的藥物濫用者往往本能地反抗他們的父母，但如果從不同的權威人物說出相同的信息，會比較容易接受。因此必須要尋找另外的溝通管道，做為上癮者與家屬之間的橋樑，如：老師、教官、教練、醫生、牧師或家族長輩等。

發現時可以流淚但不要發怒。「憤怒」都是上癮烈火的

「助燃劑」。唯一能夠「災害控管」的就是「冷靜」。曾經有孩子這麼說：

> 當我向我媽承認我有偶爾拉 K 時，我媽幾乎瘋掉了，又哭又喊，嚇死我了！讓我非常後悔向我媽坦白。我只能配合演出：下跪、道歉。然後……我還是繼續拉，只是更加小心，不被發現，更不敢讓我媽知道。直到我膀胱都壞掉了，三番兩次跑廁所要看醫生，才又被我媽發現，這次我媽居然向我下跪，真倒楣！

情緒的崩潰只會帶來更大的傷害，此時的「信仰」何其的重要，將自己的情緒、擔憂卸給神，聖經上說：「應當一無掛慮，只要凡事藉著禱告、祈求，和感謝，將你們所要的告訴神。 神所賜、出人意外的平安必在基督耶穌裡保守你們的心懷意念。 」（腓立比書 4 章 6-7 節）

我能理解許多家屬實在無法為現有的處境感謝，上癮者將整個家庭幾乎毀掉，如何能感謝呢？我總是會告訴他們，最起碼可以為「活著」而感謝。聖經提及「於是，他們在苦難中哀求耶和華；祂從他們的禍患中搭救他們」（詩篇 107章）。苦難中的哀求，上帝總是會搭救。

青少年時期染毒可以帶來教養上的深刻反省，反省不是自責，而是做修正。孩子人生的道路還很長，它可以提醒我

們可能在教養上的某一個環節「過猶不及」。雖然要付出非常慘痛的代價，事實上是上帝給家長成長的機會與祝福，幫助我們更加了解上癮者，同時可凝聚夫妻及其他家人的向心力，更加緊密倚靠主，共同打一場美好的仗。

　　然而不少家長，用「服事別人」、「忙碌」，甚至「關懷別人」來逃避面對孩子上癮的事實。就像前述案例的陳長老一樣，其背後的原因和上癮者一樣都是「驕傲」作祟。藉著忙碌的服事或工作來逃避問題。這樣只會耗盡自己，當午夜夢迴時會更加傷痛，然後告訴自己「我很屬靈、很愛主」或者認為「我服事神的家、神也必定服事我的家」。明知道孩子吸毒、酗酒，卻暗地裡給錢讓他任意妄為。

　　如果你是基督徒，知道孩子在上癮中掙扎，建議暫停所有的服事，專心仰望主、照顧自己，尋找和你一樣的過來人一起禱告。謙卑受教、努力裝備自己，憑信心等待黎明的來臨。

　　不要照單全收別人經驗，因為沒有一個上癮者是一樣的，每個人染毒的動機、環境、個性……都不一樣，家長第一時間要做的就是：(1) 釐清真相；(2) 蒐集資訊；(3) 尋求幫助，針對上癮者量身打造戒癮計畫。

　　染毒是靈魂的墮落，對家屬而言是信心的功課，兩者都需要極大的恩典。

思考與討論

1. 行為類上癮關鍵在「時間」及「次數」，網路遊戲如果全面禁止會產生什麼樣的後遺症？

2. 如果孩子或配偶向你承認有上癮問題，應該採取什麼態度、避免什麼態度？不同的態度會帶來什麼樣的結果？

3. 揭露吸毒是非常痛苦的，哪些「情緒」應該避免？應該立刻採取哪些「行動」？

4. 使用毒品試劑的前提是什麼？如果使用不恰當，會帶來什麼後遺症？

5. 當我們發現孩子染毒時，應該避免哪些態度？情緒的宣洩會帶來哪些傷害？

第六章

關於「落入谷底」

必須透過跌倒才能學會如何爬起來。

——Richard Rohr

**Cure &
Care for
Addicts**

聖經〈路加福音〉十五章耶穌所說的浪子的比喻，說明上癮者必須經歷走投無路，正如同那個小兒子一樣，花盡所有的一切，窮苦潦倒在豬圈裡，才會真正地醒悟。

某人有兩個兒子。那小兒子對父親說：「爸爸，請你現在就把我應得的產業分給我。」父親就把產業分給兩個兒子。過幾天，小兒子賣掉了分得的產業，帶著錢，離家走了。

他到了遙遠的地方，在那裡揮霍無度，過放蕩的生活。當他花盡了所有的一切，那地方發生了嚴重饑荒，他就一貧如洗，只好去投靠當地的一個居民；那人打發他到自己的農場去看豬。他恨不得拿豬吃的豆莢來充飢；可是，沒有人給他任何東西吃。

最後，他醒悟過來，說：「我父親那裡有許多雇工，他們糧食充足有餘，我反倒在這裡餓死嗎？」

——路加福音 15 章 11-17 節

故事中的父親是被迫成為「上癮者的家屬」，父親其實可以不分財產給孩子，但是他選擇「放手」，讓孩子自己承擔後果。當孩子醒悟時父親也沒有在身旁。小兒子不但醒悟，同時也有「行動」，那就是「回到遙遠的家」。

然而在現今世代真實情況卻是：「浪子」在家中揮霍無

度，家人無限供應住宿、食物、娛樂，還有噓寒問暖，比聖經故事更糟糕的是「現代浪子」會拖垮整個家庭。父母無奈的說：「我也想讓他去戒毒，但是他不肯怎麼辦？趕他出去又怕他賣毒或自殺，報警又擔心他會恨我一輩子。」

　　坦白說，「在家的浪子」對家庭的破壞力比「離家的浪子」更嚴重。問題在於許多家屬分不清楚什麼是「放手」和「放棄」，也不知道讓上癮者「難過」的結果並不會帶來「悔過」。

➡「放手」不等於「放棄」

　　幾乎所有的輔導一致認為，上癮者必須真正走到人生谷底，才會醒悟過來，但問題是：什麼是「谷底」？是讓他走投無路？生命受威脅？受苦？潦倒？如果「谷底」永遠不會出現怎麼辦？難道我們就坐視不管嗎？華人家長似乎更難做到。

　　我們的文化就是「養育孩子是父母的責任」，在家長的眼中「孩子永遠是孩子」。如何讓他們有意願戒癮而不至於有生命危險？讓上癮者走投無路的目的是「讓他們醒悟」，而不是「逼他們走到絕路」。但是，不少上癮者似乎到了走投無路的地步，即使出了監獄、離開戒毒村，似乎還是沒有醒悟，為什麼？

　　首先，必須認清「放手不等於放棄」。不少家屬為了家人吸毒受盡苦頭，乾脆當作「沒有生過這個孩子」。但是每當夜深人靜，心中還是隱隱作痛。真正負責任的家長應該是「放手不放棄」。「放手」就是讓他自己承受上癮所帶來的痛苦，而「放棄」則是不給任何機會，隨他而去。

　　我能夠理解當家屬被上癮者一再地欺騙、擾亂，真的寧可沒有這個家人，但那是自欺欺人的想法。

　　曾經有個案多年來始終無法戒掉海洛因，母親身心俱疲，經常埋怨孩子讓她無法正常生活（見前文依附關係者）。然而當孩子被捕入獄，產生悔改的心，出獄後決定要去為期一年的戒毒村，我再三叮嚀請母親堅持下去，進戒毒村的前夕是最危險的時刻，極可能因為吸毒過量而導致死亡，一定要陪伴孩子直等到「親眼」看見進了戒毒村。

　　可是母親不願意放下手邊的工作，認為自己為孩子犧牲夠多了，明知道家中藏有毒品，還照樣維持日常作息，認為是他自己的選擇。當孩子進了廁所將門反鎖後，母親卻逕自去睡覺，天亮時孩子已經死在廁所內，母親連急救都來不及，雖然對她而言是一種解脫，擺脫孩子染毒的痛苦，但卻掉進更加痛徹心扉的悔恨牢籠，值得嗎？

　　只要父母不放棄，孩子一定有機會康復，但是這種悔恨卻是一輩子揮之不去的，是解脫嗎？當然不是。**讓上癮者落入人生的谷底，目的是讓他產生悔改的心，不是放棄他。**家

屬必須先將自己身心靈照顧好,當上癮者悔改時,才有足夠的體力與靈力拉他一把。

無論進監獄還是進戒毒村,都是他們自己選擇的結果,必須讓他們明白這個結果是他們自己造成的,而不是家屬給的。有些家長乾脆將上癮者放在鄉下或安置他處,眼不見為淨,這些心態都是要不得的。送入戒毒村最重要的是讓他有機會認識主,產生悔改的心,而不是因為戒毒村免費或解決家長的問題(當然這也是原因之一)。如果家長在心態上是「放棄孩子」、「省去麻煩」,上帝也不會祝福,出村後會帶來更大的麻煩。

▶「難過」不代表「改過」

其次,認清「難過」不代表「改過」。有些家長認為把上癮者逼到絕境就會改過,事實上只是帶來「痛苦和難過」,不會帶來真誠的悔改。

在台灣有位父親以炒作股票為業,認為金錢萬能,經常將老婆、孩子都靠他養活的話掛在嘴邊,甚至有外遇,還經常用言語霸凌妻子。年輕的兒子當然沒有父親的本事,於是染上賭博,父親為了逼他戒賭,強迫他進戒毒村,並將孩子掃地出門,斷絕一切資源,因為大家都告訴他:「孩子不到谷底是不會回頭的。」

　　這位父親這樣做會帶來孩子的悔改嗎？當然不會，除了讓孩子難過之外什麼也沒有。

　　你不能自己抽菸卻強迫孩子去戒毒，自己炒作股票卻逼孩子戒賭，自己有外遇還要求孩子戒癮，或者不斷地用言語羞辱上癮者，這只會讓他們「難過」而沒有真心悔改。例如：孩子網路遊戲成癮，被罰斷網路，孩子有難過但不一定有悔改。為了賭博輸掉所有積蓄，負債累累成了通緝犯，以致露宿街頭，成了街友，有難過但有悔改嗎？不一定。安非他命的累犯為了逃避刑責，到基督教的戒毒村規避牢獄之災，在村中打架鬧事，一年半出村後依然故我，有悔改嗎？不少人在法官面前下跪痛哭流涕悔不當初，當刑期輕輕放下時，依然故我逍遙法外。這些人都難過到痛哭流涕，但這並不代表「改過」。

　　真正的悔改是會帶來「行動」及「自我節制」的能力。聖經中的浪子，當他悔改時會帶來行動能力，那就是「回到遙遠的家」。例如：當孩子願意悔改時，他會清楚交代行蹤讓你放心、他會去教會同時參加小組聚會、他會拒絕過多的現金，把賺來的錢主動交給你，免得落入迷惑。他會幫你做家事……等，這才是「悔改」。如果沒有，那只是「難過」而已。

　　當你認為上癮者要落入谷底才會悔改，先要弄清楚，帶來的是「難過」還是「改過」？

　　如何讓上癮者「改過」而不是「難過」？關鍵就在「界限」。很多家長以為設立界限就是直接、誠實，但事實上沒有這麼簡單。應該先設身處地為他們著想，當你還沒有弄清楚之前，不要太快讓他嘗到苦果。

　　我能體會許多家長真是受夠了，糊里糊塗、斷章取義地聽從別人的建議，以至於越弄越糟。例如：孩子沉迷電玩不肯上學，先弄清楚他在學校有沒有和老師或和同學相處的問題？是否有學習障礙？貿然斷網路逼他上學，只會讓情勢更加複雜。

　　我曾經幫助過一個類似的個案，孩子沉迷電玩不肯上學，成績一塌糊塗，父親打罵都無用，後來我了解原來孩子可能有學習障礙，經醫生診斷後確定有學習障礙。於是建議父親引導孩子往另一個方向學習，不要在乎成績，果然孩子不再沉迷電玩，也找到自己的興趣。

　　「設立界限」一定要讓上癮者知道你是在幫助他，而不是在找碴（詳情見後文：協談）。藥物濫用者也是一樣，先清楚是否有上癮？毒品的來源？種類？食用時間？……再藉由輔導提出解決方案，而不是貿然將他掃地出門或任意動用警察。必須讓他知道你這樣做是為了「愛與挽回」，才會帶來真心的悔改。

　　當上癮者犯罪入監，這段期間清醒了，家屬更要好好修護彼此的關係，同時安排出獄後的出路。而我所看到的剛好

相反，吸毒者腦筋不清楚時，家長拼命地苦苦哀求、用盡一切辦法，當他們入了監或進了戒毒村，頭腦清楚了，家長卻相應不理。在美國有孩子進了戒毒村，母親立刻去旅遊，當孩子違反規定必須離村時，想要通知母親協助處理卻找不到人，這樣的效果怎麼會好？

「谷底」其實可以被安排，「康復」也可以有策略。透過協談和懇切持續的禱告，在上帝的恩典下，有機會讓上癮者的靈魂甦醒，進入戒癮的階段。關鍵在家人是否堅持到底？是否仰望主？是否有榜樣？

聖經上說：「我到世上來，乃是光，叫凡信我的，不住在黑暗裡。」（約翰福音 12 章 46 節）當我們盼望上癮者脫離轄制之前，我們必須要「行在光中」，其含意就是：

1. 不能容忍罪進入家中：無論如何不能容忍在家吸毒或看色情網站，因為那會傷害其他無辜的家人，如果對方因此離家出走，甚至被逮捕也再所不惜。

2. 經常自己省查是否也需要聖靈光照：有位單親的媽媽每天為女兒夜歸擔心不已，但自己卻經常上交友網站和不明人士交往，直到我點醒她這麼做是不對的，會立下不好的榜樣，這才醒悟，為了愛女兒戒掉上網交友的習慣。

多年前我在美國的朋友為了兒子染毒，刻意戒了多年的咖啡及肉食習慣，恆切禱告，堅持不允許吸毒的孩子進家門，奇妙的是有一天孩子竟然告訴母親，真心要戒，願意回

家接受母親的檢驗及任何要求。

有位母親知道家裡經濟狀況不好，非常節儉，幾乎從來不給孩子零用錢，但是當她發現孩子有錢買摩托車時，卻充耳不聞、不去責問。反正只要不花我的錢都無所謂，連孩子在賣毒品、盜賣朋友電腦、盜賣教會樂器也不追究。也有人賭博是為了賺錢養家，贏錢買禮物送父母，輸錢讓父母還賭債。這些都不是「行在光明中」。

使徒保羅說：「凡被光揭露的，都是顯而易見的，因為一切能顯明的就是光。」（以弗所書 5 章 13 節）家屬**行在光明中、不允許任何罪惡進入家中**。只有如此上帝的恩典憐憫才會臨到你。

思考與討論

1. 現代社會「在家的浪子」殺傷力更強大，哪些界限可以避免浪子在家揮霍無度？

2. 對成癮者的家庭而言，請舉例什麼是「放棄」？又什麼是「放手」？兩者差別為何？

3. 如何避免讓人只是「難過」而沒有「改過」？兩者的差別在哪裡？

4. 就上癮者的家屬而言，「行在光明中」的意義是什麼？

第七章

協談技巧與外力介入

你們中間誰有一百隻羊失去一隻，
不把這九十九隻撇在曠野、
去找那失去的羊，直到找著呢？

——路加福音 15 章 4 節

Cure &
Care for
Addicts

　　許多輔導者會發現，有些人的「底部」永遠不會出現！將他推到不利的環境，還是無法讓他醒悟。我們不能等著看他毀滅自己或別人，才去參與拯救。

　　協談的目的是「拯救與挽回」，而不是「清算罪惡」。原則就是〈馬太福音〉十八章所說的：「倘若你的弟兄得罪你，你就去，趁著只有他和你在一處的時候，指出他的錯來。他若聽你，你便得了你的弟兄；他若不聽，你就另外帶一兩個人同去，要憑兩三個人的口作見證，句句都可定準。若是不聽他們，就告訴教會；若是不聽教會，就看他像外邦人和稅吏一樣。」

　　這段經文告訴我們協談的步驟應該是：在他獨處清醒時，找他協談，如果不聽就找幾位朋友一起去談，再不聽就找權威人士組成「勸戒團」。到最後還是不聽，就讓這個人面對世界的殘酷，也就是面對上癮的結果，就像〈路加福音〉的浪子一樣。

➡ 協談前的準備

　　絕對不要用憤怒或定罪的態度面對上癮者，這樣只會讓他們逃避問題和憤怒的你。要讓他們知道你是為他們好，也就是「用愛心說誠實話」。

　　我曾經試著規勸一位染毒的愛滋帶原者到相關的戒毒

村，但是無論如何他堅持不去，最後實在沒辦法了，我只有告訴他：「答應我先去看看，如果你不喜歡就暫時住我家，直到我回美國，你這樣在外面很讓我擔心。」當時的他因為檢驗出罹患愛滋，被另外一個戒毒村趕出來，無處可去，結果被我感動，最後真的就住進晨曦會的愛輔村，暫時解決一場危機。同時和我保持相當不錯的關係。

當上癮者清醒時，你的愛心他會知道的。我看過許多迷途的青少年因為有愛心天使的陪伴和理解，產生向上的力量。很可惜當家長面對自己的孩子時，卻無法「用愛心說誠實話」。

協談之前的準備就好像演員要上舞台時，必須要先搭好舞台、架好音響、打好燈光，這樣的協談才會有效果。當你和上癮者進行協談時，必須先有這些準備：

◆確定他是清醒的

不能在打電動時進行勸誡，正在酒醉的人和他談戒酒也是無效的，一定要確定他是清醒的同時願意和你談。這就是難度，我認為把握「清醒的時機」很重要，問題是什麼時候是清醒的？就是當他闖禍的之後，協談的效果最好。

家長也許會問：如果沒有闖禍該怎麼辦？等待、觀察、禱告。遲早上帝會將他的罪顯露出來，讓我們有機會挽回。但是闖禍當下最好不要進行面質，除非你有把握冷靜處理。

最好能夠事先約定協談的時間，讓他們有心理準備。

◆省察自己

是否也上癮的習性？是否也被某種事物綑綁？上癮者遠比一般人更容易定別人的罪（應該是怪罪），因此一定要做好榜樣，這是不容易的。抽煙的父親是很難幫助吸毒的孩子，當他看見你抽煙，很容易引發他對毒品的渴望。家人如果也有任何上癮，很難說服別人戒癮。

任何想要挽回上癮者的人，都必須付代價，這個代價可能是時間，也可能是自己的習慣。許多基督徒的家長為了孩子吸毒禁食禱告，有一定的效果，為什麼？「禁食」是付代價、是「捨己」的操練，而「禱告」是自省。

有家長向我反映禱告的結果是孩子出事、闖禍、離家出走，認為禱告無效，而我總會回答：「上帝真的有在聽你的禱告，將孩子在「暗地的罪」顯在光明中，讓他有機會悔改，也給你機會做挽回的工作。」

◆同理心

要用「如果自己也是上癮者」的心態去面對上癮者，沒有同理心的人很難進入上癮者的心裡，他會認為你和他不是「同一掛」的，他的處境和你不一樣。同理心不是同情心，「同情」會讓他產生更大的自卑，覺得自己做不到。而「同

理心」會讓他對你產生共鳴。

　　如何讓他們產生共鳴？有一個心態可以幫助你就是：「我也一樣。我和你一樣有許多掙扎等知道你很辛苦，很想努力，但卻做不到，讓我們一起想辦法？」前文提及孩子吸毒和母親「戒咖啡」似乎沒有關連，但那位母親認為可以幫助她理解戒癮的不容易，而產生「同理心」。

　　當你和上癮者站在同一陣線，這個陣線不是同意他，而是一起面對成癮。

◆確定沒有其他醫學問題

　　有些人是因為躁鬱症、學習障礙、雙極症、過動症等而產生藥物濫用的症狀，而不是上癮問題，此時需要醫療系統的介入診斷。但詭譎的是，許多藥物濫用者是因為吸食毒品而引發精神疾病。

　　近幾年許多精神病院出現大量年輕人入院，主要原因就是吸食過多的安非他命破壞腦部，造成精神疾病，無法正常生活。更有不少年輕人以「精神障礙」為由如：無法睡眠、注意力無法集中……等，請醫生開立「處方藥」替代毒品，在美國每年死於「處方藥」過量的人，比吸食毒品過量的人還要多。美國許多年輕人用大麻來治療失眠、沮喪，結果大麻上癮，當大麻無法滿足時，很容易進入到海洛因。

　　如何知道是精神問題還是藥物濫用？釐清的方式就是：

「沒有使用毒品之前的狀況是否正常？」朋友的孩子從小就有雙極症（bipolar disorder），但是家長不清楚，只是覺得孩子情緒起伏很大，經常惹事生非，加上使用大麻，三天兩頭跑警察局，後來才明白原來是「雙極症」，只要藥物控制就可正常生活，就如同高血壓患者一樣。又如前述有學習障礙的孩子從小功課就很差，不是因為網上遊戲引起的。如果從小就有狀況，就有可能是因為醫學的問題，需要和醫生一起合作。

▶ 協談原則與技巧：用愛心、說誠實話、尊重選擇、實現後果

不要期待一次的協談可以改變上癮者的一生。需要循序漸進，一步一步釐清上癮的真正問題。成功的協談能夠幫助上癮者認清問題、產生自覺，而不是進行說服上癮者進入某個計畫或對他訓誡。

許多家長認為只要逼孩子無路可走，就會屈服，勉強進入戒毒村不見得會產生悔改的意願，他會認為是「倒楣」、「懲罰」，而不是「需要改變」。透過協談，上癮者可以認清問題，並且了解上癮的後果。至於如何產生行動力？必須要循序漸進。

協談不是嘮叨、訓誡。**嘮叨、訓誡是單向的，而協談是**

互動的、雙向的。協談鼓勵對方有機會說明或者回應，而嘮叨、訓誡不是。許多家屬只是會注意表面的問題如：喝酒、鬧事、吸毒……但卻不處理內在的問題如：寂寞、無聊、自卑、不會拒絕、人際關係、被霸凌等等。內在問題無法單方釐清，必須要透過雙向溝通才會產生果效。

　　還有一個重點：**協談不要用 line、簡訊或信件**。因為那是「單向」而不是「雙向」。許多家長害怕與孩子面對面，於是選擇採用現代溝通工具：line 或簡訊，好像你有在「溝通」，事實上他們根本沒有看你的文字，也看不到對方的反應，坦白說那只是「自我安慰」。

A. 用愛心：我和你站在同一陣線

　　對華人家屬而言「傳達愛」是非常困難的。如果沒有清楚地表達：我愛你、我關心你、我不願看到你受到傷害、我這樣做不是為了懲罰你而是為了你好……等，上癮者會認為你站在「對立面」，是為了你自己，結果會讓他只想逃離。

　　例如：他的上癮狀況非常嚴重，想請他離開家或者進入戒毒村開始長期的戒治，但是你卻說：「你把我搞得快瘋了，整個家都被你毀了，你一定要離開家到戒毒村！」這樣的結果非但沒有感受到你的愛及關心，他會認為你很自私，你只是想解決自己的問題：「快瘋了、家毀了」，而不關心他的問題：「寂寞、失業、被捕、欠債……」。

　　「關心和愛意」會幫助上癮者將問題指向自己，而不是指向他們眼中控制狂、憤怒的家人。或許可以這麼開始：「你這樣下去也不是辦法，我想和你談談一些計畫，希望能幫助你解決你所面臨的問題，我這樣做是因為我關心你、為你著想，你還年輕，未來的路還很長……」

　　雖然你不會立刻感受到上癮者的善意，但最起碼他不會怪你不關心他。「用愛心」的意思就是和他站在同一陣線，因為愛的緣故和他一起想辦法對抗成癮。

　　「愛心」不是口號。現代年輕人聽慣了口號和說教，他們要看的是態度和行動。有位母親每天 line 給年約四十歲的孩子，告訴他母親有多愛他，希望他變好，但卻不去探望兒子。當兒子因為吸毒丟了工作，母親只是傳簡訊，沒有面對面擁抱，母親說：「我就是故意不理他，因為他吸毒。」正確的做法應該是「給愛不給錢」。**「用愛心」而不是「說愛心」**，愛心是行動，然後才是「說誠實話」。

B. 說誠實話：你這樣做會有什麼結果？

　　只有「愛心」不會帶來改變，必須要加上「真理」，也就是「說誠實話」。明白指出什麼是該做的、什麼是應該避免的。這樣好處是讓他清楚知道「界限」在哪裡，當他越過界限時，不是你的錯而是「他的錯」。聖經上說：「真理使人得自由」，這「真理」就是「界限」。❽

　　基本上孩子越不成熟、「界限」就越要說清楚不要含糊，當孩子還小的時候，父母比較容易設立界限，但到了青少就比較困難。不能為了討好上癮者或擔心製造衝突而不願說實話。

　　正確的說法例如：「媽媽關心你、愛你，但是我們家絕對不允許毒品進來，這點是沒有任何的妥協。不管大麻是否合法化，或是你們同學也在用，因為你住在我家就必須遵守家規，如果你不遵守就必須……」、「我知道你愛孩子，但是酗酒會毀掉我們辛苦建立的家，同時無形中也傷害孩子，如果你繼續這樣，為了保護這個家，我會……」

　　說誠實話的時候千萬不要帶著「怒氣」，不要被對方激怒，因為那樣會「說不清楚」。這就是為什麼要先將「愛心」放前面。先用愛心然後再說誠實話，比較容易被人接受。

C. 尊重選擇：你可以自己決定怎麼做？

　　許多家屬可以接受「用愛心說誠實話」，但是卻無法接受讓上癮者「自己選擇」，他們共同的難題就是：「**他們如果做出不好的選擇怎麼辦？**」

　　我們可以限制他們的「行為」，但是我們無法改變他們的「思想」。他們必須從「錯誤」中成長和學習，因為總有一天他們會離開我們，因此我們必須讓他們自由選擇，如同

❽《為青少年立界限》，約翰‧湯普森著，台福傳播中心出版，頁128。

上帝賜給人類自由意志一樣。

罪從「選擇」開始，治療上癮也一樣。例如：

父母：「你上網玩遊戲已經耽誤到功課，如果你繼續下去，我會拿回**我**給你的電腦。」

孩子：「那我要用電腦做功課怎麼辦？」

父母：「你可以上圖書館。」

孩子：「那樣會很不方便。」

父母：「如果你想要方便就必須學會**自我控制**，今天開始……」

「自由選擇」如果威脅到生命或有立即危險，就必須要採取「干預」的手段，甚至必須要用坐牢、住院或在家治療等強制干預，畢竟「保留生命」比任何事情都重要，只要活著就有希望。你不能夠讓他們選擇吸毒吸到死，或者酒駕傷害到無辜的人，而不去強制干預。

〈創世記〉記載上帝將「界限」說的非常清楚：「你吃的日子必定死」但人類還是有自由選擇的權力。人類為什麼不聽從上帝的誡命？說穿了就是「慾望」，任何上癮的背後都是「我要……我還要……」。讓上癮者「自由選擇」不是放任，而是讓他們嘗到「錯誤選擇」的苦果，這樣才有回頭的機會。

D. 實現後果：行得出來才叫「後果」

　　當他做了決定，必須接受這個「選擇」帶來的後果。每一個人都必須學習「接受結果」，因為「人種的是什麼所收的也是什麼」（加拉太書 6 章 7 節）。「干預」不僅是口頭警告，而是「實際行動」。大部分的家長只是不斷地口頭警告、威脅，但卻「做不到」無法付諸行動。

　　明知到有人在家吸毒，卻不敢將趕他們出去。他們清楚「界限」卻刻意破壞，為什麼？因為他們知道家屬沒有勇氣「實現結果」，他們只要暫避風頭就好。例如：有些父母動不動就請孩子「搬離開家」，晚上趕他出去，半夜就急著找他回家。或者產生暴力請警察處理，不到 24 小時就保釋出來。這樣的結果他們不但沒有得到教訓，反而輕看家長的管教。

　　因此在設立結果之前，必須先衡量自己是否做得到？**不會實現的結果就不要設立。**上癮者不斷地探測家屬的底線，無法兌現結果，只會讓他們越來越沒有界限。

　　「實現結果」的原則就是「拿掉他所喜歡的，增加他不喜歡的」，例如：酗酒的父親如果喜歡和孩子在一起就必須告訴他：你喝酒就不可以和孩子見面，那會很危險。但是如果他不喜歡和孩子在一起，這個結果就沒有效用。例如：孩子因為上網玩遊戲而功課退步，而你完成前面說的三個步驟後，就可以拿掉他所喜歡的（網路遊戲），增加他不喜歡

的（做家事）。

「用愛心」、「說誠實話」、「尊重選擇」、「實現後果」是協談的四個步驟。不少家長或輔導沒有經過「愛的行動」直接說誠實話，會造成「對立」，上癮者即使礙於家長權威暫時順服下來，但內心卻不以為然。沒有「尊重選擇」直接「實現後果」，會讓對方覺得被控制。

如果沒有機會按照四個步驟逐步進行，其實不用洩氣，因為協談沒有一次就成功的。如果只是單向會談沒有傾聽，效果也是有限。青少年（特別是男孩子）不善表達，只會用「憤怒」表達情緒。通常他們的憤怒不見得是針對協談者本身，而是對自己生氣。

如果氣氛很差，通常我會建議用「問句」做協談的結束。例如：「你的想法？你認為呢？」（對方如果用沉默表達，可能正在思考）可以這麼說：「你不用立刻給我答案，你自己好好想想，明天再說⋯⋯」給對方思考的空間。這段時間就好好禱告，求聖靈在他的心中動工。

▶ 協談者的三種型態

什麼樣的人適合與上癮者協談？這裡提供了三種型態：懦弱型、堅定型、控制型。其中懦弱型和控制型的輔導者都不適合與上癮者協談，最容易成功的是「堅定型」。三種性

格的特質為：

懦弱型

- 害怕表達自己的情緒：不敢說自己的情緒是因為擔心破壞關係或對方生氣
- 不斷地向對方道歉：都是我的錯、我該死
- 假裝沒看見：一切都很好啊！

控制型

- 經常說服別人同意自己的看法
- 大聲說話：認為這樣才能讓別人服氣
- 不會傾聽：大部分的時間都是單方在說話，不給時間讓人思想或解釋
- 經常用「你」：喜歡指出別人的錯誤
- 愛比較

堅定型

- 友善的：出於善意，我這樣做是為你好
- 堅持界限：這樣做會產生……的後果
- 明確地表達自己的看法與感受：你這樣做讓我很難過
- 尊重他人
- 懂得傾聽

　　上癮者有「上癮性格」，協談者也一樣。無論是家長還是輔導，當你尚未具備「堅定型」的協談性格時，請不要貿然進入「協談」，這樣很容易落入上癮者的陷阱。不是他們狡猾，而是魔鬼狡猾。他們總會利用人性的弱點和家屬之間的矛盾，找到自己的立足點。

　　我曾經輔導一個家庭，母親是典型的懦弱型，很害怕孩子生氣，經常向吸毒的孩子承認自己的錯誤，只要孩子一哭一生氣就妥協。而父親是典型的控制型，從來不聽任何解釋，脾氣暴躁，認為妻子過度寵愛孩子。孩子就在父母極端不同的態度中尋找自己的「立足點」。

　　許多孩子吸毒鬧事成為父母婚姻破裂的導火線，就是一例。家長必須向中間靠攏，心平氣和、堅持到底。

▌案例

　　秀琴是小學音樂老師，能夠嫁給傳道人成為師母一直是她的夢想，後來果真嫁給高大英挺的漢生，如願以償成為教會的師母。

　　身為牧師的漢生是典型控制型的性格，這樣的性格在牧會的過程中經常引起會友的不滿，會友私下對漢生取了個外號：「叫我第一名」意思就是什麼都是「他最棒」。不少會友向好脾氣的秀琴反應，得到的答案幾乎都是：「牧師沒有錯，都是你們的問題。」

　　漢生控制型的性格並沒有因為秀琴的軟弱而改變，反而變本加厲經常在言語上霸凌秀琴，認為秀琴配不上他，如果不是秀琴他早就是大牧師了。秀琴為了維護傳道人的形象只能隱忍。

　　更糟糕的是，漢生經常在女性會友的面前抱怨師母，也經常和單身女會友出遊，果然漢生外遇被會友發現，由於教會長久對漢生的控制狂性格已經相當不滿，因此乘機將他解聘。即使如此秀琴也認為「都是別人勾引牧師的」選擇繼續相信漢生，她認為漢生外遇她也有錯……。

　　案例中的秀琴和漢生是懦弱型和控制型的代表，這兩類型的輔導共同特徵就是「不會傾聽」，更不會產生「同理心」，他們在教會的角色是輔導，事實上自己更需要婚姻輔導，但礙於身分地位他們不會對外求助，只能不斷地讓自己、也讓別人受傷。

　　無論你是輔導或是家長，都必須檢視自己是否擁有堅定型的特質，這樣的特質不僅適用於輔導上癮者，也適用於處理任何衝突事件。

▶ 制訂契約：表明立場、制訂原則、範本參考

　　在「清醒」的前提下，協談過後制訂契約是不錯的方

法。所謂「契約」必須經過雙方同意，同時針對上癮者量身
制訂，例如：孩子因為打遊戲成績退步，那麼契約就應該以
必須「成績進步」為主要內容。如果因為毒品就應該以「有
可能引起毒品的因素」建立「保護牆」的概念，類似金錢控
制、禁足等，目的是避免上癮者落入陷阱。

★表明立場

「我關心你，一再給你機會。但是你已經是成年人，
必須做出決定，如果你選擇繼續使用毒品（看色情網站、
賭博、酗酒），你就必須離開家，因為毒品（看色情網站、
賭博、酗酒）就是罪，我們家不允許罪惡存在。如果你選擇
留在家中，成為家中的一份子，那麼你就必須遵守家裡的規
定，並且遵守契約，這是為你好，也是為了全家人的安全著
想。請你好好考慮，盡快告訴我答案。」

★制訂原則

1. 契約必須是對方可以做到的：如果孩子成績是 C，契
   約最好不要定 A。
2. 契約一定要有「獎勵」和「罰則」。
3. 契約必須要可以評估的。
4. 契約需雙方簽名。

　　以下**表三和表四**是建議範本（僅供參考，依照上癮的程度、狀況不同，可以修改或刪減）。

　　再次提醒制訂契約必須經過雙方同意，同時必須是協談的最後一個步驟。不要貿然制訂契約，除非對方有悔過之意。簽訂契約時也要表明是為了對方的好處，讓他藉著契約的「約束力」可以正常生活。

　　我的經驗是「制訂契約」是否有效，端賴另一方是否堅持？如果不遵守是否可以「有效執行」？制訂契約有一個好處，就是他如果再犯就不是你的問題，而是他自己沒有遵守「他所簽訂的契約」，比較不會怪罪，這對將來的「康復」會有幫助。

▶ 外力介入：戒癮輔導團、警察權

　　當制訂契約後而雙方毀約怎麼辦？此時最好尋求「第三者」的介入。上癮者的親屬，由於情感的因素，容易受到情緒的干擾，此時最好有「外人」介入比較妥當。家屬無法單獨執行，一定要有他人的協助。而這個「第三者」必須合乎以下三個條件：

　　1. 有愛心：能夠理解你所受的苦，願意幫助你。

　　2. 有權威：能夠讓對方信服的人，必須是他尊敬的人。可能是老師、輔導、牧師、教官、警察，甚至是過來人。

表三：限制網路契約書

感謝爸媽買電腦、手機給我，並且幫我付網路的錢。

☐ 我同意週間使用網路＿＿小時（從＿點到＿點），假日＿小時
（＿點到＿點），時間到了就離開網路。

☐ 我同意將我的房間整理好，衣服不會放在地上。

☐ 我願意去教會，並且參加小組聚會。

☐ 吃飯、睡覺的時候不看手機，睡覺時同意將手機放在客廳充電

☐ 我同意在房間上網時，不會關上房門或者將電腦放在客廳

☐ 在假日時會去運動至少2小時

☐ 當成績大幅退步時，我願意自動放棄上網時間一星期

若違反以上規定，願意自動將電腦、手機等相關產品交回給爸媽
保管一個月。

立合約人：＿＿＿＿＿　日期：＿＿＿＿＿＿地點：＿＿＿＿＿＿

表四：戒毒契約書

感謝＿＿＿＿＿願意收留我，暫住在家中。本人願意遵守以下規定，若有違反則無條件願意進入＿＿＿＿＿隔離戒毒。

☐不再說謊

☐願意將所有金錢，包括工作所得交給＿＿＿＿暫時保管，以免受誘惑。

☐每天早上＿＿＿點以前起床，和＿＿＿＿＿靈修30分鐘

☐願意去教會，同時參加查經班及相關課程，提醒我免得入迷惑。

☐每天晚上＿＿＿點上床，無論是否有睡意

☐每天流汗運動1小時以上

☐到＿＿＿＿＿＿學習一技之長（或報名參加技職訓練／回到學校）

☐不玩網路遊戲或上色情網站

☐不再使用任何毒品、藥物、酒類

☐同時願意接受不定期的驗毒，一旦被發現陽性反應立刻搬離開家，並且報警處理。

立合約人：＿＿＿＿＿＿日期：＿＿＿＿＿地點：＿＿＿＿＿＿＿

見證人：＿＿＿＿＿＿

3. 了解狀況：在尋求外力幫助時，必須要有「會前會」，提供充足的資訊讓「外人」了解目前的現況，如：上癮到何種程度？是否有法律問題？協談的目標？……等，同時要等待適當時機，而這個「時機」必須是家屬要準備好讓上癮者接受結果。當外人協談結果需要家屬配合付諸執行，但是家屬又捨不得，就會造成需多麻煩。

戒癮輔導團

神說：「人被拉到死地，你要解救；人將被殺，你須攔阻。」（箴言 24 章 11 節）「戒癮輔導團」最好不要是親戚或長輩，因為這些人會延伸另一個問題就是「責怪」，讓求助者更加受傷（這也是我個人的經歷）。在外人介入之前，最好自己先按照前述的協談技巧與原則進行勸誡，無效後再尋求他人的幫助。

通常「過來人」的效果最好。他們如何脫離上癮的綑綁？這樣的見證非常具有說服力。因為他們能理解在上癮中的掙扎、有同理心。我常聽許多教會的牧者領袖高喊：「要贏得這個世代！」在「贏得這個世代」的前提必須要「先接納」，甚至爭取「過來人」到教會服事。

無論何時都要歡迎並且邀請上癮者或有上癮經驗的人參加團契，正如同基督邀請我們一樣。❾ 這些人會成為上癮

❾《成癮的聖經輔導》，Edward T. Welch 著，華神出版社出版，頁138。

家屬們的最佳後盾。教會自然能夠成為「罪人的醫院」，而不是「聖人博物館」。耶穌的呼召是：「我來本不是召義人悔改，乃是召罪人悔改。」（路加福音 5 章 34 節）「贏得這個世代」卻不接納上癮者，只是口號不是行動。

關於警察權

　　不要輕易動用警察權。當家人上癮，能夠做的就是讓他自己接受上癮的苦果，而不是「你帶來」的苦果。

　　任意動用警察權，只會讓人痛恨，卻很難產生真實的悔改。如果網路成癮、色情成癮、藥物濫用，前文提供了一些方法，關鍵在是否確實一步一步執行。許多家屬做不到「設立界限」，貿然藉助別人的力量如：警察，想要讓他們一夕之間改變，事實上只會讓事情變的更難處理。或者用言語激怒孩子，只是徒勞無功而已。因為吸毒人口實在太多了，如果沒有暴力或破壞，警方很難將上癮者立即隔離。

　　衝動之下動用警察權的結果反而會讓他們產生恨意。如果上癮者沒有暴力，在和平的氣氛下邀請警察或里長「規勸」而不是逮捕，或許會更有效果。如果只是吸毒而無暴力，充其量只會帶到警局檢驗，然後等待法院通知，然而這段等待期間對家屬而言更加煎熬。如果萬不得已必須動用警察，最好不要在怒氣、慌亂之下叫警察。要和專業的輔導商量之後再決定。

　　但是有一種情況你必須動用警察權來保護自己，那就是威脅到你或他人的安全，或者上癮者有生命的危險。有些毒品如：安非他命、酗酒，會帶來暴力，衝擊人身安全，就必須報警，藉由警察強制送醫，當他們到了醫院暫時脫離毒癮，頭腦清楚了就必須說服他們到長期的勒戒機構，因為上癮不只是「生理疾病」，而是「生活習慣」，短期的醫院治療效果十分有限。

　　必須要藉助長期的隔離，培養良好的生活習慣，更重要的是認識主，讓他們心裡有力量去對抗「癮」的綑綁。

▌案例

　　張先生是高中老師，經常指導許多華人學生申請大學，偏偏他的兒子不但成績吊車尾，經常曉課，半夜參加派對，酗酒夜歸，還染上抽大麻的壞習慣。身為老師的張先生擔心別人會用異樣的眼光：「你自己兒子都教不好，還想來教我們的孩子？」只能隱忍，也因此和張太太產生極大的衝突，張太太無法容忍張先生的不作為，氣得跑回娘家。

　　最近兒子在超商偷酒被逮捕，法官諭令保護管束，使得張先生不得不面對這個問題。然而兒子並沒有得到教訓，繼續在家抽大麻，並且有暴力傾向，張先生擔心兒子無法高中畢業，只能忍氣吞聲，假裝沒看到。直到有一天張先生被兒子拳打腳踢，害怕到不敢回家，只能借宿在朋友家，才讓事

情曝光。

　　朋友認為這樣下去不是辦法，建議張先生報警處理，最起碼給兒子一點教訓。在萬不得已的情況下，張先生只能向警方報案。由於攜帶大麻在美國的懲罰不重，但由於有偷竊的前科，法院裁定拘役四十五天，易科罰金五千美金。

　　朋友勸張先生不要易科罰金，讓孩子在拘留所好好反省，沒想到張先生立刻將孩子保釋。張先生的理由是擔心誤了功課。兒子出獄後變本加厲，開始賣起大麻……。

　　類似上述的個案不勝枚舉，家長報警卻無效，其原因就是家長太衝動，沒有準備好讓上癮者接受結果。

思考與討論

1. 協談之前一定要準備，舉例沒有準備的協談會產生什麼樣的後果？

2. 請比較「同理心」和「同情心」的不同？兩者會造成什麼結果？

3. 對你而言「協談四步驟」最難做到的是那一項？為什麼？

4. 你是屬於那一類型的協談者？如何向「堅定型」靠攏？

5. 你認為制訂契約最大的困難是什麼？如何避免？

6. 治療上癮為何要尋求外力？家屬自行處理會有什麼樣的後果？什麼情況下才能動用警察權？

第三部
上癮的治療

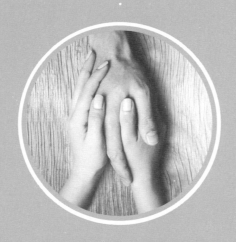

當我們學會如何開船，就不會害怕海上的風暴！
——Louisa Alcott

第八章

「癮」戒得掉嗎？

不害怕失去所擁有的生命，
將會獲得更偉大的生命。

——Thomas Wolhe

Cure &
Care for
Addicts

　　上癮預防絕對勝於治療。事實上剛開始使用毒品、網路遊戲、色情等，被斷絕比較不會產生「斷戒」的生理不適。如果沒被發現和沒經歷上癮帶來的苦果，會促使他們再三使用而達到沉溺的景況，就比較難處理。

　　這就是我主張開放毒品試劑給一般家庭使用，讓家長能夠在青少年剛開始使用毒品時立刻阻止的原因。科學證明任何的上癮，甚至網路遊戲及色情都會帶來大腦的改變而促使上癮者「強迫使用」❿。重建大腦非常困難，重建的時間也和使用的時間、次數有關，需要經過漫長的旅程。因此寧可在尚未上癮之前「反應過度」，也不要等到無法收拾。

　　為什麼有些人容易上癮？有些人不容易？這個問題非常複雜，總體而言和本身個性、家庭環境、成長因素……等相關。近年來社會整體大環境的改變，上癮人口急速增加，許多新興毒品氾濫、大量網路遊戲充斥，讓治療更加困難，上癮問題幾乎普遍存在每個家庭。

　　雖然科學證明使用毒品、觀看色情對大腦具有破壞力⓫，但是也證明長期遠離上癮源有機會讓大腦復原。這就是為什麼「長期隔離治療」遠比短期的有效。我不是否定醫療對上癮的功效，醫療系統可以幫助上癮者暫時離開毒品，但是卻無法讓上癮者產生「對抗毒品的能力」。需要家庭、社會、

❿ https://www.drugabuse.gov
⓫ https://www.drugabuse.gov

教會各方面的配合，才有可能讓上癮者恢復正常生活。

當我們治療上癮時，經常會遇見的四個問題：

斷癮可以成功嗎？是的。上癮是可以被治療的疾病。藉由信仰、暫時隔離、替代方案、關懷、自我控制的學習，是可以被治癒的，最終目的是回到社會正常生活。

上癮可以完全根除嗎？不會。就向其他慢性疾病如：心臟病、高血壓、糖尿病一樣，必須藉著「自我控制」達到正常生活的目標。

復發代表戒癮失敗？不是。就像任何疾病都會復發一樣。事實上戒癮的「復發率」（斷戒一年後再度使用）比其他慢性疾病還低。戒癮必須改變深植的內心思想及行為習慣，有時候必須要經過「復發」才能發現根本的問題。就好像高血壓、糖尿病必須要改變生活習慣，每天按時服藥一樣。

信耶穌可以戒癮嗎？是的，如果他「真的相信」。但是福音戒毒的是過程是「先脫癮、後相信」。這就是為什麼類似晨曦會、沐恩之家等福音戒毒機構以「暫時隔離」的方式進行戒治。當人們上癮時，大腦是「被遮蓋」的、是「悖逆」的，必須先將大腦隔絕與毒品或其他成癮一段時間，等到甦醒過來後，「福音」才能真正進入他們的心中。如同當你看到有人受傷，第一件是就是拿起電話聯絡救護車，而不是為他禱告，協助戒癮也一樣。

　　不要幻想上癮可以一次戒掉，在醫治特會上立即改變，或許有可能，但是我們不能有這個期待，就好像高血壓患者在醫治特會上覺得被醫治，於是不再服用降血壓的藥物，這種期待會帶來極大的風險。

　　我們必須要接受這是一條漫長的道路，必須經過斷戒、復發、斷戒、復發的反覆過程，過程中慢慢理解上癮的根源，然後逐一對付，才能達到真正的康復。

　　這就是為什麼我一再強調上癮者親屬態度的重要，親屬必須先斷絕上癮者的依附關係，成為健康、獨立的個體，並且持守信仰的原則：不與魔鬼妥協、認清只有上帝才能帶來改變。才能在真正有效陪伴、幫助上癮者拒絕誘惑。

▶ 活動治療法

　　對青少年而言「說教」、「開導」效果非常有限，耗費體力藉由「活動」讓他們產生自覺是比較有效的治療方法，而不是藥物或心理諮商。所謂「活動治療法」就是透過克服種種障礙，經歷挫折，並且有輔導在陪伴的活動，被證明有效幫助青少年脫離藥物或網路上癮。

　　近年來台灣由一群有愛心的退休教官及基督徒，帶領青少年登山露營或騎車環島，進行所謂「活動治療」。在過程中克服種種障礙，逐漸改變價值觀，由於青少年產生自省

自覺上比較困難，因此這樣的效果遠比心理諮商要好的多。在台灣花蓮由黃明鎮牧師帶領的信望愛學園，鼓勵青少年學習獨輪車，藉著不斷的跌倒、爬起，幫助青少年勇敢面對挫折。

許多教會在寒暑假舉辦營會，藉著許多團康活動，讓迷途的青少年重新認識自己，塑造安全的友誼環境，營會結束後也有跟進聚會，都是非常好的「活動治療法」。這些青少年的治療活動不是說教，而是讓青少年自己學會面對失敗，並且重新站起來。

當他們騎車環島、登山健行時必須要克服天候、環境的障礙，受傷時要克服身體的障礙，和團員相處時要克服人際的障礙，這些都是在家或學校學不到卻非常重要的，青少年會躲進藥物濫用或網路遊戲中，其中最重要的原因就是「逃避」，而行為療法可以幫助青少年面對真實的世界。

當他們重新站立起來時，旁邊有輔導為他們加油，建立他們的自信心。當青少年接受上述的活動治療後，回到家中，面對充滿誘惑的環境，更需要家長在一旁鼓勵同時改變與孩子的互動方式，與輔導保持聯繫，才能幫助孩子持續前進。這也是本書的目的。

我曾經問從事「活動治療」的退休教官，既然青少年的「活動治療」效果卓越，是否有機會普遍推廣？教官嘆了口氣：「因為意識型態的關係，教官都要被逐出校園了，怎

麼辦活動？缺乏願意付代價的人手，只能依靠有心人士的付出。」政府如果能夠善用人力資源，讓有體力、有經驗的教官或輔導老師帶領行為偏差或藥物濫用的青少年從事「活動治療」，再配合針對家屬進行輔導諮商，相信會改變目前青少年藥物濫用的現況。

　　如同高血壓患者需要長期監控自己的血壓，戒癮也是一樣。戒癮方法因個案的家庭、年齡、種類等有所不同。如果有讀者問我：「需要多久才戒的掉呢？」我會回答：「戒癮需要一輩子警戒，才有可能戒得掉，當你認為自己一定戒得掉，那麼你有可能戒不掉。」

思考與討論

1. 「癮」戒得掉嗎？如果戒得掉，需要什麼條件？

2. 青少年很難用「講理」的方式勸戒，舉例哪些活動可以訓練他們產生抗壓的能力，並帶來新的朋友圈？

3. 為什麼「福音戒毒」必須要隔離治療？不是傳福音就可以了嗎？

第九章

「癮」無法除去，只能「替代」

因基督也曾一次為罪受苦，
就是義的代替不義的。

——彼得前書 3 章 18 節

Cure &
Care for
Addicts

　　當家長表示孩子手機或網路上癮該怎麼辦？而我總是會問：「不打電動時，你要他做什麼？」通常家長總是啞口無言。餐桌上當孩子不滑手機時，你要和他說些什麼？要求孩子不打電動，你願意花時間陪伴他們嗎？如果不酗酒，可以找到另外的放鬆方法嗎？許多人上癮是因為無聊、寂寞，戒癮後心中留下的「空處」，讓他們感到茫然不知所措。因為「上癮」無法去除，只能「替代」。

　　換言之必須要用一種「有益的癮」代替原本「有害的癮」。這也是為什麼「福音戒毒」是目前成功率最高的戒毒方法，用「敬拜上帝」來代替原本的「偶像」位置，許多經過福音戒毒洗禮的弟兄後來成為非常優秀的傳道人，就是用「傳福音的癮」來代替「毒癮」，這樣的模式不但幫助自己，也幫助他人脫離「毒癮」的轄制。

　　另外具有成癮性但卻無害的「運動」，也是非常好的「替代品」。激烈而有規律的運動不但能夠排解壓力，養成習慣後可以成為「癮」的替代品。許多藥物濫用的孩子，原本就有過動兒的傾向，心情經常莫名的煩躁，加上受朋友引誘染上毒品，經常打架鬧事，造成家人很大的困擾，但是如果用運動引導，再加上心理輔導，不但有助於舒緩不安的情緒，同時對健康也有幫助。

　　藥物濫用、網路及賭博等有害身心靈的上癮者，大多數具備所謂「上癮性格」，逐漸成為「習慣」，一時很難改變，

當習癮挪去，心中會產生很大的「空虛感」，只有挪走習癮無法做到戒癮，必須要有其它的「替代品」。

例如海洛因的斷戒十分痛苦，採用美沙酮可以舒緩斷戒痛苦，因此成為海洛因的「替代品」，大幅降低海洛因的使用機率。雖然美沙酮在台灣歸納為二級毒品，但如果能夠逐量遞減用量，確實是不錯的療法。在美國有位女性的海洛因成癮者，採用美沙酮替代療法，在半年之內逐步遞減用量，加上母親的鼓勵找到工作，同時開始上教會，最後恢復正常生活，不再使用任何毒品。

但是，當個案沒有戒癮意願，同時使用美沙酮和海洛因的結果，極有可能產生藥物衝擊導致死亡的危險，因此要評估個案的狀況制訂適用的計畫。絕大多數的毒品包括海洛因，都是「心癮」的問題，長期脫離毒品必須擁有生活目標及動力，代替原本的心靈空虛才能真正「戒癮」。

如果上癮者還留戀癮頭，任何「替代品」都是無效的，他必須有悔改、有醒悟，加上行動。無論勒戒所或戒毒村，如果沒有找到正確「偶像」（毒品）替代品，找到人生方向及建立良好生活習慣，只是暫時讓家人得到喘息的機會，一旦遇見試探，缺乏長期監督的環境，非常容易「又回去了」。

聖經中有一個比喻將這樣的概念表達的非常清楚：「污鬼離了人身，就在無水之地過來過去，尋求安歇之處，卻尋不著，於是說：『我要回到我所出來的屋裡去。』到了就看

見裡面空閒，打掃乾淨，修飾好了，便去另帶了七個比自己更惡的鬼來，都進去住在那裡。那人末後的景況比先前更不好了。這邪惡的世代也要如此。」（馬太福音 12 章 43-44 節）

　　如果用「污鬼」來代表「毒品」、「屋裡」代表人的「心裡」，這段經文意就是即便戒了毒，心裡那塊毒品留下的「空處」仍然存在，需要用正面的力量補起來，否則將會更加沉淪。福音戒毒的理念就是用「信仰」補這塊「空處」。當然「污鬼」也可以代表賭博、酗酒、色情、網路遊戲等等任何成癮。

　　上癮者由於多年來沉溺在虛幻的世界中，沒有學習到生活的技能，最大的問題在於「沒有自信」，然而沒有工作的實力談何自信？而累積實力、培養自信的最好的方法就是「工作」。多年前我應邀到台灣桃園市政府演講，我問第一線的工作人員：「你認為防堵更生人再犯最有效的方法是什麼？」她告訴我兩個字：「工作」。

　　絕大多數的從監獄或戒毒所出來的戒毒者通常沒有一技之長，又被家人唾棄，很難找到工作，但是「工作」確實能夠代替他們長期仰賴的毒品，同時帶來成就感，是不錯的治療方法。

　　台灣法務部最近研究讓表現良好即將假釋出獄的人能夠在白天進入職場「以工代獄」，晚上再回到獄中。讓長期被隔離的更生人提早適應社會，但是同時又有監控的環境，是

不錯的辦法，這也是我一向主張：「放出來的政策，比關起來更重要。」讓戒毒期滿的人有工作但同時被監控。政府也可以制定「獎勵辦法」讓願意給工作機會的經營者，能夠幫助這些願意向上並且戒毒成功的人，藉著工作學習技能及帶來成就感，徹底脫離毒品，邁向新的人生。

- **上癮的不良替代品**：藥物、酗酒、色情、電玩、賭博、暴飲暴食、偷竊
- **上癮的可接受替代品**：信仰、運動、工作、學習

　　尋找適合的「上癮替代品」重要原則之一就是不能讓上癮者自行尋找，而是必須透過輔導及家人幫助他們尋找最合適的替代品。讓上癮者自行尋找「替代品」會有危險，例如：曾經使用安非他命的患者最常見的替代品就是「賭博」，兩者都會帶來快感和刺激。網路成癮者有可能落入毒品的圈套。家屬要安排上述可接受的替代品，而不是讓他們自己去尋找刺激。

■ 案例
　　小美曾經是嚴重的海洛因患者，被逮捕後判到一家專門收留女性的勒戒醫院治療。初期階段採用美沙酮替代療法。在勒戒期間父親每週都前往探望，並且寫信鼓勵。醫療人員

減量美沙酮的使用，三個月後完全杜絕任何毒品。

　　由於在勒戒所表現良好，在衛生所找到約聘雇員的工作，當時因為毒品離開她的男朋友也開始關心她，一年後兩人步入禮堂。目前是兩個孩子的媽，經常參加講座分享自己的經驗。

　　小美的案例告訴我們，工作、親情、人生方向三者缺一不可。在不同的階段要有不同的「替代品」。初期階段也許是藥物或者隔離，接著替代藥物及隔離退場，而是工作、運動、教會生活。當藥物或任何上癮除去時，心中會有極大的「空虛感」，這個「空虛感」如果沒有被填滿，很可能會再度落入其他的上癮陷阱中。

　　當家長要求孩子不在沉迷網路遊戲，必須事先安排「替代活動」，而這個「替代活動」必須具備「成就感」、「有興趣」的特性，而不是「學業」。否則孩子心中的「空處」無法填滿，日後孩子離家獨自生活，還是會再度落入成癮之中。

　　「上癮無法去除只能代替」的原理就像我們的罪，必須要藉著耶穌基督成為贖罪祭，代替我們的罪一樣。

思考與討論

1. 尋找上癮的替代品很重要，如果讓上癮者自己去尋找
　會有什麼危險？如果你是上癮者，期待什麼樣的「替
　代品」？

2. 哪些「替代品」是對戒癮有幫助，卻會帶來快樂及成
　就感的？

3. 成癮的內心主要原因就是無聊寂寞空虛，如果只有
　「去癮」，會產生什麼樣的問題？

第十章

色情、網路及賭博的
戒癮治療原則

與眼睛立約封死「罪」的通道，
那不是捆綁而是「自由」。

——Bob Sorge

Cure &
Care for
Addicts

行為類上癮包括：網路遊戲、色情網站、賭博、性癮、整型、購物狂、工作狂⋯⋯等（定義見《上癮的真相》）。治療行為類上癮最大的困難在於「取得容易」，毒品還需要用錢買，而許多行為上癮只要打開電腦或電視就可以輕易取得，甚至不用花錢。上癮者也認為無傷大雅，不會妨礙日常生活，久而久之傷害到大腦到了無法自拔，甚至到達「失能」的地步才真正覺醒。

行為類上癮很難用「監控」的方式處理，因為手機、網路無所不在，這是最大的難題。青少年由於處於監護狀態，必須依賴家長的供應，比較容易控管，在我前一本著作《上癮的真相》有詳細介紹關於青少年網路遊戲上癮的治療。

即便如此，家長總是向我反應：「孩子萬一不願意怎麼辦？」通常我總是會問：「你有按照書中的步驟執行嗎？」輔導青少年的關鍵在「執行」而不是「勸告」。許多結果都是家長「幻想」出來的，例如：萬一離家出走怎麼辦？萬一他不願意怎麼辦？或者跳過其他步驟直接斷網路，引起極大的糾紛。

前文提及協談的四個步驟也適用於青少年網路上癮。但是成年人的行為類上癮必須要靠自己的覺醒，很難被約束，最重要的原因是他們可以養活自己，因此必須透過「信仰」及「上癮帶來的失敗」而產生自我覺醒才有機會。

物質類上癮的危險在於對「生理」的破壞，而導致行為偏差、擾亂家庭及社會治安。而行為類上癮的危險在於

對「關係」的破壞。人類無法獨立生活，必須透過與人的互動而得到滿足與喜樂，而行為類上癮如：網路遊戲、色情網站、賭博都是虛擬的快感，不但傷害與人的關係也傷害與上帝之間的關係。

這類的成癮容易導致人格分裂、精神疾病、婚姻破裂，長期自我封閉的結果更可能帶來憂鬱症，甚至走向自我毀滅。本書聚焦在如果是成年人該怎麼辦？如何做到有效的「自我控制」？

任何上癮「自我揭露」是治療第一步，但是對行為類上癮而言更加困難，因為很難被發現，但「掩蓋的事沒有不露出來的；隱藏的事，沒有不被人知道的。因此，你們在暗中所說的，將要在明處被人聽見；在內室附耳所說的，將要在房上被人宣揚。」（路加福音 12 章 2-3 節）

然而它的傷害絕對不下於毒品，醫學證明 ⑫ 長期觀看色情網站及網路遊戲成癮者，會關閉大腦的某些功能，它對大腦的傷害不下古柯鹼。就像毒品一樣，觀看色情網站、網路遊戲會及賭博都散發讓大腦感覺快樂知覺的「多巴氨」，過度刺激的結果形成上癮，產生依賴性。沉溺時間越來越久而無法自拔，斷戒時會出現易怒、暴躁、流淚、倦怠等症狀。真實世界的人、事、物不會引起他們的關心或興趣，對學習、工作缺乏動力。

⑫《舉目雜誌》第79期，唐侃，頁6。

　　行為類上癮或許不會讓你成為「死人」，但卻會讓你成為「廢人」。嚴重者甚至引發精神分裂、憂鬱症、躁鬱症等。然而這僅僅是對生理的影響，對家庭、工作、人際關係、財務的影響更大。

　　行為類成癮最重要的關鍵就是「節制」，節制不是壓抑而是「搏鬥」。⑬ 保羅曾說：「但我覺得肢體中另有個律和我心中的律交戰，把我擄去，叫我附從那肢體中犯罪的律」（羅馬書 7 章 23 節）

　　保羅用「交戰」形容和罪之間的搏鬥。又說：「我要嚴格的對付自己身體，要完全控制它……」（哥林多前書 9 章 27 節）這裡所謂的「肢體」指的就是身體的罪，也包括眼目的情慾，用在今天就是「色情網路」。

▶ 色情網路、刊物：徵兆、刪除

　　據統計，色情網站佔全球網站的總數約百分之十二，色情網站的資料傳送量約佔總互聯網的三分之一。在美國有大約有四千萬人瀏覽色情網站的習慣，每年耗資高達一千多億美元。七成以上沉溺在色情網站的人平均年齡 18 歲到 24 歲，他們從十一歲就開始觀看色情網站。⑭

---

⑬ http://www.livescience.com
⑭《舉目雜誌》第74期，徐保羅，頁34。

在華人社會中，色情網路上癮的隱密性較高，很難有正確的統計資料。我在臉書上經常會有年輕人私訊給我詢問這方面的解決之道。色情網路上癮的問題相當嚴重，其關鍵在「很難浮現」。等到配偶求助或被發現時，通常都是影響生活作息或產生犯罪行為。網路「匿名」的特質使得色情畫面流傳更廣、更容易取得。

色情簡單來說就是將人當作「物品」對待，尤其將女性視為發洩性慾的對象。基於生物學驅動的概念，男性尋求刺激性畫面的動機遠比女性要強烈。對色情網路或刊物上癮者會產生許多後遺症如：人際關係的障礙、婚姻關係的挫敗……等。

色情網路上癮最大的危險就是當尋求的畫面不夠刺激、無法被滿足時，就會付出於行動，產生性成癮或性侵。絕大多數的性侵犯都有觀看色情網路的習慣，八成以上的罪犯都有嚴重觀看色情網站及刊物的問題。藥物濫用者也是如此，他們的動機都是「尋求快感和刺激」。

由於社會道德向下沉淪、家庭系統的崩壞、大眾傳播體的大量放送性感畫面，讓大腦尚未發展完成的青少年很容易就接觸裸露病態的畫面，加強了他們日後對色情畫面的上癮。沉溺色情畫面的結果據統計 ⑮：

⑮《沉溺行為與治療》，鄭健榮主編，九龍：生命頌浸信會／出路社會服務出版，頁83-84。

- 72% 產生過自殺的念頭
- 70% 在婚姻出現嚴重的問題
- 68% 有接觸愛滋及其他性病的危險
- 58% 觸犯法律，如：性騷擾、非禮及強姦
- 40% 失去伴侶或配偶
- 27% 失業
- 17% 企圖自殺

　　通常家中有長輩觀看色情畫面，青少年也比較容易對色情網路上癮。在青少年大腦尚未發育完整之前，任何上癮都會挫傷他們的大腦。越刺激的畫面越容易停留在他們的記憶裡，並且揮之不去。即使到了成年人，那樣的畫面會在某個時機喚起他們內心的渴慕，同時會產生驅動的慾望：「五十歲看色情畫面不會怎樣，但十五歲就會上癮。」

　　由於網路的興起，讓好奇的青少年不費吹灰之力就可取得這些畫面，色情網路上癮者越來越多，因此我建議要將家中的電腦放在公共空間，不要放在孩子的房間。家有青少年的家庭要裝設「色情守門員」避免日後色情網路上癮。在兒童時期有收看色情畫面的孩子，未來色情網路上癮的機率會比較高。

　　色情刊物或網路上癮的常見原因包括：長期感到孤單寂寞、社交圈狹窄、不知如何排解壓力、生活沒有方向、沒

有處理童年時的性侵傷害等等。色情網路的上癮很難產生自覺，通常都是要等到對自己或周遭的人產生傷害，才會想要戒掉。和任何沉溺者一樣，明知道這會帶來極大的傷害，卻無法停止，並出現失控的感覺，具有強迫性。

色情網路上癮的徵兆

鬼鬼祟祟：好像經常要隱藏什麼事，害怕別人知道。

財務損失：為了上色情網站或撥打色情電話，造成財務上的損失。

改變睡眠習慣：日夜顛倒，和一般人的作息相反，不但白天無法正常工作、上學，因為作息的不同而造成人與人之間的疏離，逐漸自我封閉。

無視於家人的存在：落入虛擬的快感中，逐漸忽略身旁的家人、朋友。形成冷漠的人格特質。已婚者則會產生婚姻危機。

強烈的罪惡感：色情網路成癮者具有雙重性格，外表很難識破。同時又很厭惡自己，覺得自己齷齪、污穢，經常在矛盾中掙扎。

如何斷除色情網路上癮？

自我覺醒：「不再隱藏」是任何戒癮的第一步。必須要有警覺這樣下去會傷害到自己和人、和神的關係，對靈性傷

害很大。色情網站上癮最大的問題是「不覺得那是犯罪」、「這也沒什麼」久而久之收看的畫面越來越病態、越來越污穢，以致於無法正常工作及生活。

聖經的上癮標準是：「只是我告訴你們，凡看見婦女就動淫念的，這人心裡已經與他犯姦淫了。」（馬太福音 5 章 28 節）要保守我們的心勝於一切。觀看色情網站絕對不是消遣而是犯罪。不要等到無法自拔時，傷害自己也傷害他人。

刪除：其次就是「deleted」也就是清除。所有與色情相關的網站、畫面、資訊等全部清除。這是斷絕色情的必要條件，雖然許多人刪除後又恢復，但這卻是面對色情網站最重要的步驟。

面對色情，要有這樣的決心才有機會戒得掉：「若是你的右眼叫你跌倒，就剜出來丟掉，寧可失去百體中的一體，不叫全身丟在地獄裡。 若是右手叫你跌倒，就砍下來丟掉，寧可失去百體中的一體，不叫全身下入地獄。」（馬太福音 5 章 29-30 節）

同伴監督：要勇敢靠近人群，不再因為害怕受傷而封閉自己。找一兩位可靠、成熟的同伴，不定期或定期確認你是否有看？看多久？最重要的是必須誠實報告。也請他們為你保密和禱告。

轉移焦點：從事新的學習，將焦點轉移。例如：學習新的才藝或技能。固定參加一個團體活動，如：教會的查經

班、社區大學的課程、登山社、吉他班等等，從新開始接觸新的人群、新的才藝，讓每天的行程緊湊又充實。

培養健康的習慣：建立放鬆及排解壓力的習慣，如有規律、持續、流汗的運動以及經常收聽古典音樂、讚美詩歌等。運動最好不要在家中，假日可以登山、騎車，多接觸大自然。任何運動都是最有效的上癮治療劑，最重要的是要持之以恆。

房間不要有 3C：將電腦從房間挪走，或暫時放在朋友家。如果因為課業或工作需要，盡可能在圖書館作業。手機選擇在房間以外的地方充電。剛開始會很不習慣，尤其是躺在床上會有不好的遐想，此時最好在床頭放一本聖經或荒漠甘泉，可以隨時取閱。

默想聖經：任何戒癮不是仰賴人的意志力，而是仰賴上帝的恩典，因此每天固定閱讀聖經是最重要的功課，建議初期以〈箴言〉、〈詩篇〉和《荒漠甘泉》為主，可以出聲朗誦。不要一次默想過多的經文，默想經文並且為此禱告。

短期目標：「一天的難處一天當就夠了」（馬太福音 6 章34 節），不要將目標設立太久遠，以一天、一星期為檢視的目標，然後慢慢擴展成一個月、三個月等。第一個星期和第一個月最困難，當運動習慣養成或新才藝有了成果，會比較容易些。

輔導色情網路成癮者最重要的原則就是「不要定罪」，

不可以有「質問」的態度，這會讓他們產生更大的自卑而更加孤立。把握「用愛心說誠實話」的原則，但「誠實話」越簡短越好。

「陪伴」而且是長期的陪伴，是輔導色情網路上癮的重要方法，陪伴之意就是一起從事一些活動例如：運動、爬山、騎車……等。剛開始必須半強迫，等養成習慣後再慢慢放手，同時必須以「同性輔導」為佳。

在心靈層次部分，許多色情網路成癮者和情感的創傷及童年的經歷有關，需要引導求助者逐一面對，不再隱藏，用「饒恕」處理他過去的傷害。要深入當事人的內心，引導他們承認這是「罪」，傷害了他人。幫助他們建立新的人際關係，培養新的健康習慣，找到屬靈的守望者，打開電腦之前先禱告等。

▶ 手機、電腦遊戲：綑綁與駕馭

如果有人問：「21 世紀的鴉片是什麼？」一定會有人告訴你就是電子產品。長期毫無節制地沉溺在網路遊戲中，容易在性格上受傷害，由於必須專注在電腦前，十分耗時，以致失去生活功能，如：不去上學、上班，不盡責任，失去生活技能，甚至無法與人溝通。

此外，也會有視覺受傷、肝功能失調、肌肉萎縮等等健

康問題。為了要長期處於亢奮狀態，若在網咖玩遊戲，容易受引誘吸食安非他命或大麻等毒品。長期沉溺也會導致躁鬱症、憂鬱症等精神疾病。

如果是兒童網路遊戲上癮那就更危險，據統計六成以上孩子玩線上遊戲時，會主動和陌生人聊天，兩成二的孩子會與遊戲中認識的人互動（如打電話、交朋友、談戀愛⋯⋯等），一成五甚至會和遊戲中認識的人約會見面。遊戲過程中很快地和「陌生人」建立「戰友」般的情誼，孩子很可能落入與現實生活脫軌的危機。網路「匿名性高」的特性，可能被有心人士利用而誤入交友的陷阱，對孩子人身安全造成很大的威脅。

過早接觸 3C 產品的兒童，人格發展與生活技能也有很大的問題，英國一項針對 5 歲至 13 歲兒童的調查顯示，經常上網、會玩電腦遊戲、會使用 iPhone 或 iPad⋯⋯等，孩子們的基本生活技能差，65% 不會泡茶，81% 不會看地圖，45% 不會繫鞋帶，72% 不會製作紙模型，59% 不會爬樹。

網路遊戲的「迷人」之處，在於可以在很短的時間內獲得很大的成就感。在現實的生活中可能要很努力、經過長時間才可能獲得別人的肯定。隨著科技的發達，虛擬實境的遊戲越來越多，從真實的生活中跌入虛擬的人也會越來越多。網路遊戲「夢可寶」（Pokimom Go）引導許多在家打遊戲的宅男、宅女走出戶外，大量暴露在公園、馬路等等，人們才

驚覺原來網路遊戲這麼有吸引力。

　　網路遊戲的危險性關鍵在「是否成癮？」絕大多數沒有影響工作、學業，就不算是「上癮」。許多家長對網路科技認識不清，認為孩子整天盯著手機就是上癮，其實不盡然。曾經一位母親認為在大學唸書的孩子手機成癮，社會人格有問題，但是這個孩子在學校成績優秀、每星期按時去教會，一切都很正常，原來是親子問題，因為母親只要和孩子見面就是嘮叨，孩子只有用「看手機」來逃避與母親的面對面。

　　任何網路遊戲或手機上癮，先要弄清楚是否真的上癮？（詳見：《上癮的真相》）是否有影響到正常生活？網路遊戲或手機的成癮關鍵不是「禁止」而是「控制」。一味的禁止不能斷絕網路成癮。

▋案例

　　傑生從小在教會長大，品學兼優每週都會和父母一同到教會做禮拜，面對長輩彬彬有禮。和一般孩子最大的不同就是父親管教非常嚴格，表面上看來似乎是美滿幸福家庭的模範，但父母卻經常吵架。

　　父親禁止傑生接觸任何的網路遊戲、社群網站，用餐前必定會叫孩子背聖經或數學公式。但這一切的美好畫面，卻隨著傑生離家進入知名大學完全走了樣。

　　第一學期的室友是個網路遊戲迷，傑生發現原來網路遊

戲是如此迷人，加上學校課業壓力繁重，網路遊戲能帶給他無比的成就感，於是成績一落千丈，直到被學校退學，父親才知道。

父親怒不可遏將傑生掃地出門，傑生不知如何是好，剛好遇見昔日的朋友給他安非他命，於是又落入毒品的漩渦中無法自拔……。

我們無法不面對網路遊戲、社群網站，最重要的是「駕馭它」而不是「被綑綁」。家庭衝突、學校人際問題、課業繁重、工作壓力、婚姻問題……，讓人輕易地落入網路遊戲的陷阱中。

問題是有些人不會被綑綁，能夠自我控制，但有些人就是無法離開網路遊戲、社群網站，這些高危險的族群的特徵：低自尊、缺乏社會支持或情感寄託、同儕疏離、家庭功能不佳、課業壓力、生活挫折、神經質、憂鬱、社交焦慮、生活無聊等（青少年網路遊戲成癮的治療及步驟詳見《上癮的真相》）。

社群網站如：微信、臉書等的興起，讓人有機會掌握許多社會脈動及議題，甚至輿論，帶來更大莫名的成就感，加速人們依賴各樣的電子產品。如果每天早上起床的第一件事就是滑手機、睡前一定要看手機、三餐吃飯照滑不誤、不看手機會有焦慮感、很少與人面對面溝通，那麼你有可能是手

機上癮。建議治療方法如下：

- 充分運用儀式與規定：例如：在餐桌上讓一個小盒子用來放手機，進入房門前將手機放在門口的小籃子、手機不可以在房間充電等等。
- 展開新的學習：這個學習與電子產品無關，如：繪畫、樂器、語文課程等等。
- 確立可行性的生活目標：每天手機離身幾小時。
- 尋找可信賴的伙伴每天提醒
- 在上帝面前承認自己的軟弱，懇求幫助
- 每天最少一小時的流汗運動
- 週末假日盡可能接觸大自然，多參與戶外活動
- 每天大聲朗讀詩篇和箴言

　　聖經勉勵年輕人要「逃避少年的私慾，同那清心禱告主的人追求公義、信德、仁愛、和平。」（提摩太後書2章2節）指出「同伴」的重要，多和清心禱告主的人往來，自然可以脫離虛擬的網路遊戲及不可靠的社群網站。

➤ 賭博戒癮：階段、媒介

　　「賭博」是所有行為類上癮最容易發現的，因為他所帶

來的災害顯而易見。賭博所帶來的興奮、快感及贏錢的成就感，在現實的生活中無法得到。

毫無疑問的「賭博」也和其他的上癮一樣會產生「強迫性行為」，也就是當他無法賭博時，會出現心悸、不安、惱怒……等斷戒徵狀。賭博無法用「治療」的角度去處理，因為不會有生理、精神方面的問題，只能用禁止、杜絕的方法處理。即使分無分文，但是賭徒們還是會幻想「賭贏了」。這是讓他們不斷再犯的主要關鍵，隨伴而來的是「賭債」糾紛及犯罪。

從「消遣」到「賭徒」基本上可分三個階段：

贏錢階段： 他們聚焦在贏錢的快感而忽略了其他的損失如：工作、家庭等。渴望不斷地重複贏錢的經驗。

輸錢階段： 贏錢的另一面，當他們輸錢的時候產生財務的漏洞，此時就會想要彌補這個漏洞，於是投入更多的金錢，賭得更凶。

絕望階段： 此時的賭徒到了負債累累的地步，必須面對許多人的指責，於是變得越來越孤僻，產生許多負面的情緒如：焦慮、抑鬱及嚴重的關係破裂，而逃避這些指責與負面情緒的就是「賭博」。此時的賭徒可能用更極端的借貸與偷竊，來滿足他們的賭癮。

更糟糕的是這三個階段可能不斷地重複，經年累月地隨著賭徒的命運上升或下降。他們可能從牌桌上換到彩券賭

博，從賭場換到運動彩券，週而復始。

　　許多曾經吸毒的人，脫離了毒品卻又染上了賭博，就是因為無法處理生活壓力與挫折（見前文：上癮者的性格）。首先要從限制賭徒的金錢、賭博的時間、賭博的地點著手，親屬絕對不要在金錢上接濟賭徒，單是這一點就非常困難，因為我們無法「見死不救」。

　　但是，賭癮和其他的上癮一樣必須經過「危機」才有可能覺醒。在落入谷底的關鍵時刻，他們必須自覺到賭博沒有贏的可能，到後來總是全盤皆輸的局面。他們必須認知賭博無法滿足他們的期望，自己會成為永遠的輸家。此時才有機會進行拯救。

　　「壓力」也是觸發賭博的媒介。和毒品一樣，賭博帶來剎那間的快感，能夠讓他們抒解壓力。除了「不能有錢」、「遠離賭友」之外，也要找到正確抒解壓力的方式。他們不僅要改變金錢價值觀，同時也要找到正確抒解壓力的方式。任何的有效的上癮治療需要「個別化」，量身打造適合並且健康的抒壓方式，然後要重新調整他們的「價值觀」，同時接受自己的缺點。

　　賭徒最大的動機就是「貪財」，必須從內心深處改變他們的價值觀，不以金錢、物質為最有價值的事物，就像使徒保羅所說：「……丟棄萬事，看作糞土……」（腓立比書3章8節）。用「信仰」的內化才能徹底改變賭徒外在的賭博行

為，必須要從「賭徒」轉變成「信徒」，才能根絕賭癮。

　　聖經上對錢財有許多的描述如：「不要勞碌求富，不要仰仗自己的聰明。 你豈要定睛在虛無的錢財上嗎？因錢財必長翅膀，如鷹向天飛去。」（箴言 23 章 4-5 節）、「耶穌對門徒說：有錢財的人進神的國是何等的難哪！ ……小子，倚靠錢財的人進神的國是何等的難哪！ 駱駝穿過針的眼，比財主進神的國還容易呢。」（馬可福音 10 章 23-25 節）

　　聖經對基督徒錢財觀的描述非常多，鼓勵我們要積財寶在天上，而不要注重世上的財寶。只有改變賭徒的價值觀才能徹底掙脫賭博的綑綁，換言之，會「奉獻金錢」、「救濟別人」的人絕對不可能是賭徒。從賭徒到信徒的過程中，也必須要有監督的力量，教會的小組及家人的陪伴是重要的關鍵力量。

思考與討論

1. 斷絕色情網路上癮的方法，那一項最難做到？為什麼？

2. 請敘述「駕馭」和「綑綁」的差別？

3. 既然必須賭到「全盤接輸」的局面才有可能戒掉賭癮，「幫忙償還賭債」對戒癮有幫助嗎？為什麼家人做不到呢？

第十一章

藥物濫用、酗酒的治療原則

他以灰為食，心中昏迷，
使他偏邪，他不能自救。

——以賽亞書 44 章 20 節

Cure &
Care for
Addicts

　　藥物濫用治療的最大困難是即使停止使用一段時間，還是會產生暴怒、說謊、偷竊、擾亂家庭的「病徵」，並且隨時有可能再度使用。由於吸毒、酗酒會讓大腦產生破壞力（見《上癮的真相》），需要長期的修護。上癮者本身性格、家庭、環境的因素，一旦遇見壓力、挫折或朋友引誘，甚至聞到毒品的氣味、看到酒類廣告、回到原有的成癮環境，引發再度使用，這就是為什麼治療是如此的困難。

▶ 醫療與戒癮治療

　　近年來政府將藥物濫用放在醫療體系中，這樣的好處是讓藥物濫用者不用擔心被貼標籤，或留下犯罪紀錄，同時解決監獄人滿為患問題。但是將吸毒者帶進醫療系統，會有另一個風險就是「用另一種毒品代替原有毒品」。

　　在美國每年死於「處方藥」的年輕人比死於毒品的人口還要多，著名的搖滾巨星麥克傑克森就是死於醫生開的處方箋藥品。許多的狀況是上癮者沒有要戒的意願，但是為了因應家人的要求勉強就醫或產生破壞性行為被強迫就醫，效果非常有限。

　　許多藥物濫用者特別是安非他命，引起的大腦病變，或 K 他命引起的膀胱萎縮，以及減緩海洛因斷戒痛苦的美沙酮，都需要醫療系統的介入，才能恢復正常。因此在初期階

段將藥物濫用或酗酒者放在醫療系統內是有必要的。

　　但是藥物濫用或酗酒已經成為上癮者的生活習慣，即使進入「醫療體系」斷戒，生活形態與家庭環境、交友狀況都無法配合的情況下，效果十分有限。不僅如此，即使從政府的勒戒所出來或者從民間的戒毒村期滿，在戒毒村中表現良好，回到原來的環境很快再度復發。

　　讓我驚訝的是出村後或離開勒戒所，迫於人力有限，幾乎沒有任何的追蹤輔導，家屬完全沒有任何警覺或監控措施，認為「出村」就好像「出院」一樣病就好了，實在是大大的錯誤。耗費許多資源、時間去戒毒，結果離開戒毒系統因為缺乏追蹤及監督系統，很快立刻又再犯，非常可惜。

　　也有許多病人為了治療精神方面的問題如：注意力不集中、過度緊張等，對處方藥產生依賴而嚴重上癮。我曾經輔導個案為了減肥、大學生為了考試專注，對安非他命產生依賴，雖然達到減肥、專注的目的但卻產生幻聽幻覺的後遺症。他們都是因為就醫但無法節制服用處方藥而落入上癮的陷阱中。

　　有酒精上癮症的人大約八成都會有廣泛焦慮症、恐慌症或是憂鬱症，精神科醫生也會開立鎮定劑或安眠藥替代酒精。近來也有不少醫生為酗酒者開立「戒酒發泡錠」（disulfiram），服用戒酒發泡錠二十四小時內再飲酒，會產生生理上的不適反應。這些不適反應包括嚴重的頭痛、噁心嘔吐、臉色潮紅、低血壓、心搏過速、呼吸困難、流汗、胸

痛、心悸等現象，而提醒自己要戒酒。

　　戒酒發泡錠的服用必須要有強烈的戒酒動機和家人的監督配合，才會達到效果。酒癮和其他藥物濫用一樣，是「心癮」的問題，加上取得容易，復發率極高，削弱了用藥物阻斷酗酒的成功率。許多酗酒者就是想要喝酒，享受酒後的茫然快感。因此不願和醫生配合。甚至為了戒酒而對「處方藥」產生依賴。常見的物質類成癮的替代藥物：

★尼古丁：
　　戒煙貼片、口香糖
　　安非他酮 Bupropion
　　瓦倫尼克林 Varenicline

★鴉片類（海洛因）：
　　美沙酮 Methadone
　　丁丙諾非 Buprenorphine
　　那沙酮 Naltrexone

★酗酒及其他藥物：
　　那沙酮 Naltrexone
　　戒酒發泡錠 Disulfiram
　　阿坎酸 Acamprosate

　　藥物及酒精上癮是一種複雜但可以被治癒的疾病，由於大腦結構、功能被改變，有時必須藉助醫療才能恢復，但詭譎的是即使在停用後也會產生破壞性及不正常的行為，我們稱為「斷癮症候群」。上癮者具有潛在的復發因子，即使在一段時間不用，有可能復發，就像傷口感染一樣。需要長時間的監控隔離才會慢慢復原，上癮者及家屬都必須有這樣的認知。

　　任何藥物只是短暫舒緩斷戒的不適應，效果十分有限，甚至引發不同藥物、賭博、色情等「不良替代品」。全人康復的前提必須在醫療、家庭、社會以及上癮者本身的配合執行，逐步改變上癮者的生活習慣、價值觀以及忍受挫折的能力。上癮者是病人，他們無法自救，必須仰賴陪伴者以及上帝的恩典。

➡ 有效的戒癮治療

　　不少人問我為什麼不出版我和毒品的奮戰故事，我的著作很少提及我們家的故事，想必一定可歌可泣或許可以賺取不少熱淚。我總是回答：「第一我只是小人物，沒有人會關注我的故事。第二也是最重要的那就是：戒癮沒有模式，更沒有一定的規則，套用在我兒子的方法不見得適合別人的孩子，不想讓讀者被誤導。」

　　許多人喜歡聽故事和見證，這不是不好，而是會有另一

個潛在的危機那就是：「他可以做到，我也可以。」照單全收的結果就是帶來更大的挫折感。因為「**失敗者無法上台，而失敗者遠比成功者要多的多**」。所謂「成功者」可能後來又失敗了。

　　戒癮不能只是採用諮詢、勸導，或一次協談就可以完全掌握。就我輔導的經驗：沒有任何一個個案是採用相同的處理方式。要依照個案的家庭、年齡、毒品種類、所處環境、心理狀態、個性而採取不同的方法。真正的戒癮輔導必須長期陪伴及個別化。

　　台灣與美國的環境不盡相同，美國的戒癮方法、種類比較多樣化，有許多「在家治療」的支持系統（本書的目的就是盼望能夠建造在家治療的可行性）和中途之家。而華人的家屬大都缺乏對上癮的認識，以致除了強迫成癮者進戒毒所之外幾乎沒有別的方法，戒癮後也不知如何處理。

　　美國的家屬比較能夠接受「讓孩子自己承擔結果」，但是許多華人家屬做不到，認為無論孩子年紀多大都是父母的責任。這是兩者最大的差異。基本上有效的戒癮必須符合下列原則：

◆量身打造

　　沒有一項的治療方法適合所有人。戒癮的目標是恢復原本的角色，讓他們能夠回到社會、家庭、工作崗位。但是個

人的情況都不盡相同，因此需要針對不同的需求而設計專屬戒癮計畫。例如：有些戒癮者可以藉助「工作」恢復功能、青少年可以採用前述的活動治療、女性必須考量托兒計畫、毒品來源如果是住家必須考慮搬家等等。

每當我在各地演講時，許多家長急需答案，但是事實上沒有標準答案，正確的治療法必須取決於成癮種類、使用時間、性別、家庭背景、年齡、性格及許多個人因素等。因此必須綜合所有因素才能正確提出治療方法。

◆具有機動性及靈活性

由於毒品及酒精都會產生極度的快感，因此他們幾乎很難進入治療體系，這就是為什麼「危機處理」非常重要。當他有意願時，必須要立刻採取行動，提供治療方案。拖過「危機時刻」，上癮者可能又不願意接受治療。

這就是為什麼家屬必須與相關單位密切配合，如戒毒村或醫療院所等，隨時準備好方案，當他有意願或被迫去戒毒時，也就是我們所說「落入谷底」或「人生的盡頭」時，必須立刻採取行動。例如：被追討債務、失去工作、可能入監服刑……等，化危機為轉機。

◆治療上癮需要時間

離上癮源頭時間越久成功率也越高。最少要隔離三個月

以上，才能看到一點效果。不僅是毒品、色情、賭博、網路遊戲等行為類成癮也一樣。為避免誘惑及再度復發，最好能夠長期隔離同時被監控，可以藉著事件的發生如：人際的衝突、失業、朋友引誘、失戀……等，從旁輔導加強面對挫折的能力（見後文）。

隨著離開成癮源頭的時間不同，隨時調整策略。例如：當孩子離開毒品一段時間，就必須要考慮就學或工作的問題。因此家人必須要和輔導長期保持聯繫，隨時調整腳步。許多家屬認為戒毒村畢業就可高枕無憂，實在是非常錯誤的想法。

◆信心的建立

絕大多數的上癮者自我形象非常薄弱，長久吸毒酗酒的結果讓他們非常瞧不起自己，有時候被家人、朋友棄絕。因此「信仰」在治療過程扮演非常重要的角色，透過聖經的教導可以認識自己、認識神，知道自己是無法掌控任何上癮的誘惑，需要「更大的力量」。培養自己抗拒上癮的能力，學習用上帝的眼光看自己，才不會自卑或自大。

◆不斷地評估和修正

任何一個治療計畫需要根據當下的狀況調整。這個過程除了心理輔導之外，要依照不同的階段設計需要不同的輔導，如：剛開始可能用藥物舒緩症狀，緊接著家庭治療必須

介入，可能需要托兒中心、就業技能與機會、法律諮詢、教會接納……等，必須依照個人不同時期的需求而調整策略。

◆精神障礙的排除

許多藥物濫用者也會有其他精神障礙，特別是安非他命及酗酒。需要同時針對兩者的病況安排醫療介入。也有不少是因為有精神疾病而自行胡亂吃藥產生依賴，必須要經過專業醫療檢驗、確認。

◆不是被隔離而是被監控

如果只有隔離，當他們回到社會及原有的環境，遇見觸發上癮的誘因時，很可能再度復發。正確的做法應該是隔離一段時間，也就是離開監獄或戒毒村之後，當他們回到社會或家庭時，更需要被監控。

不是不讓他接觸任何人事物，而是任何與毒品相關的誘因如：金錢、交友、外出等，都必須被管理監督，這樣的好處是可以發現早期使用毒品的誘因，而避免再犯。同時不定期做的毒品篩檢。網路成癮也一樣，不是杜絕上網而是控制上網時間。

◆要有支持團體

家庭治療和團體治療被認為具有積極建設性的方法，

它可以激勵上癮者產生改變的意願，培養對抗毒品的技巧、建立良好人際關係等等，長期參加聚會對全人康復非常有幫助。美國匿名戒酒協會（Alcoholics Anonymous）、匿名戒毒協會（Narcotic Anonymous）、歡慶更新（Celebrate Recovery）等，都是非常好的支持團體，可以讓有心戒癮的人在這裡得到勸勉、支持及鼓勵。

　　我所認識長期不接觸毒品的人（也包括我兒子）都是長期固定參加相關聚會而得到全人康復，認為靠自己不需要團體支持的人，反而是最危險的。而家人更是最佳支持團體，學習一切戒癮原理、方法，支持他們邁向戒癮。

◆慶祝重生

　　斷戒後不但要有監控系統，同時也要給予獎勵。我發覺在台灣幾乎沒有家屬幫這些戒癮的孩子「慶生」，所謂獎勵就是「慶生」：慶祝遠離毒品重生的日子。坦白說這比慶祝生日還重要。這樣的好處是可以鼓勵往更長遠戒癮的目標邁進。例如：不依靠藥物滿月、滿百日、六個月、一年，家人可以適當慶祝。

　　我曾經和一位戒毒很久的朋友聯絡，他告訴我剛剛才和孫子、兒女慶祝戒毒滿 25 年。遠離毒品才是真正值得慶祝的事，其餘都不重要。無論鼓勵和監控都是一輩子的事。

思考與討論

1. 到醫院治療上癮的優、缺點為何？如何補強？

2. 你認為以上「有效的戒癮治療」哪幾項原則最難做到？為什麼？

3. 為什麼戒癮計畫必須針對不同的個案量身打造？

4. 台灣的中途之家、戒癮協會並不普遍，當人從戒毒村或監獄出來會遇見什麼挑戰？

5. 為什麼「慶祝重生」很重要？對自我形象薄弱的戒毒者會有什麼幫助？

第四部
邁向全人康復

·······

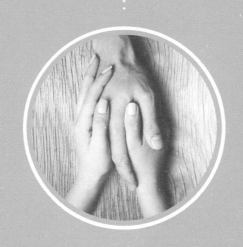

活在恩典的世界裡，遠比活在絕對公平的世界裡要好得多。
——Jerry L. Sittser

第十二章

上癮沒有康復，
只有「邁向」康復

「自由」不是除去限制，
而是找到「對的限制」。

——Timothy Keller

Cure &
Care for
Addicts

　　「等你戒成功了再回家」——這是許多戒癮者家屬的共同語言，通常我會告訴他們：「戒癮沒有成功的，連一個也沒有，只有暫時遠離成癮。」如同基督徒不是受洗後就拿到上天堂的門票，而是必須每天警醒，和上帝保持良好的關係，學習基督的樣式，直到見主面的日子。**戒癮的人也一樣，只有離開世界的時候才知道是否「成功」。**

　　上癮者沒有「康復」二字，正確的說法該是「邁向」康復的道路。掙脫任何上癮綑綁後並不保證「從此以後」不再上癮，而是要保持警醒避免再犯。任何對人、事、物失去「自我控制」的能力就會產生上癮現象。

　　最常見的經文就是保羅所說的：「凡事我都可行，但不都有益處。凡事我都可行，但無論哪一件，我總不受他的轄制。」（哥林多前書 6 章 12 節）請注意「凡事」指的是任何事，包括：工作、愛情、兒女、看連續劇、食物、運動……等，當然也包括：毒品、藥物、酒、菸、手機、電腦遊戲、賭博……，沉溺就是有害。全人康復就是邁向不以「任何」人、事、物為偶像的生活。

　　對付上癮就像上戰場一樣，要隨時保持敏銳、警醒的心，留意敵人的作為。問題是我們經常忘記身處戰場，更糟糕的是我們會經常忘記我們所面對的是一場戰爭。事實上它比戰爭還要可怕，因為上癮是非常隱密的事，表面上看起來還不錯，一切生活如常，但是卻無聲地吞吃我們的靈魂。

有個案說他吸毒就像喝水一樣，每一次被人發現只會讓他的「掩蓋功力」越來越強，以至於吸毒一年都沒有被發現，直到癲狂、擾亂被警察逮捕為止。

曾經有人統計戒癮後第六個月是「危險期」，很容易再犯，為什麼？因為鬆懈了，身邊的人也都放鬆了，認為「變好了」，於是開始有車、有錢、有自由等失去了監控的力量，雖然沒有毒品，但空虛感卻越來越強烈，忘了處於戰爭狀態，加上生活的難處，很容易再度使用毒品。

上癮者因為擾亂他人而更加孤立，因此當他完全脫離各種上癮之後，必須開始重建原本上帝創造的藍圖：「神看著是好的。」這個「好的」就是在「各領域」中建立自信，這領域包括：工作、學習、人際關係、家人肯定等等。康復過程中最困難的是家屬和上癮者都必須面對「別人的眼光」。上癮者原本自卑的心態對周遭人的反應會更加敏感，在復原的過程中會遇見比原先更大的挫折，因此長期支持團體及陪伴者非常重要。

在台灣幾乎沒有介於勒戒所（戒毒村）與社會之間的中繼方案如：中途之家（halfway house）、團體治療（AA meeting、NA meeting）等，離開戒毒所之後幾乎沒有追蹤輔導及監控機制，迫於人力不足，頂多只能打電話問候一下，根本無法了解真實狀況，以致功虧一簣。本書的目的就是以「家庭」為主要的中繼方案，讓戒癮後的人能透過家庭、教

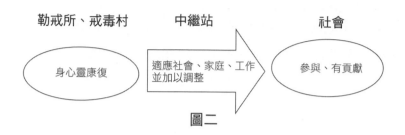

圖二

會、志工、輔導的正確引導，逐漸進入社會，恢復上帝創造的本意成為「好的」。

　　在消極面要建立長期監控的機制，也就是「限制」。「斷戒」並不代表「成功」，當他步入社會面對試探，更加需要「無形的城牆」，目的是幫助戒瘾者在建立「自我防護」的機制，學習自我控制，以及如何正確的選擇。戒瘾者過去的生活缺乏「界限」，而戒毒村只是暫時隔離，只有步入社會時才有機會學習面對誘惑時的自我控制。因此介於「勒戒」與「社會」之間的「中繼站」非常重要（請見圖二）。

　　消極面幫助戒瘾者建立無形的界限，學習自我控制。在積極面要找到「替代方案」，也就是替代原本屬於黑暗世界上瘾的那一塊。如同前文所言：「瘾」不會自然消除，必須要找到正確的「替代品」。最後要認知戒瘾後必定會有復發，復發的有效處理才會帶來真正的康復。

　　人之所以失控落入上瘾的綑綁，是因為從小沒有「界限」。因此當人們為自己的上瘾行為覺醒時，必須要設立「界限」。「界限」的設立不是障礙而是「保護」，目的是保護

我們免於任何上癮的綑綁，讓我們能夠自由地成長。**因為真實的自由不是沒有界限，而是找到適合的「界限」。**

前述戒癮後的第六個月是比較危險的時刻，此時毒品或酒精完全離開了身體，他們會感到惶恐及空虛，在戒毒村我們稱為「撞牆期」，容易和別人產生衝突。許多家屬不明白這點，以為「變好了」而疏忽警戒，此時更要留意他們心理狀態，給予適時的心理輔導。

上癮者必須經歷「負面行為」所帶來的結果，並且為此負責，才有機會調整過來。必須要將心態、生活、金錢、朋友，放在可以正面、可監督的環境中，簡單來說就是「行在光明中」。

原先的城牆（界限）已經倒下，以致生活失控成為罪的奴僕。因此我們必須打掉重建，從裡到外從新建造。詩人這麼說：「用繩量給我的地界，坐落在佳美之處；我的產業實在美好。」（詩篇16章6節）上帝的賜福在「界限」範圍之內，重建城牆的目的不僅是保護我們，也是賜福給我們。

上癮者沒有康復，只有「逐漸」康復直到生命的終了。同樣的「自由」也必須逐漸賦予。自由必須建立在「信任感」的基礎上，這「信任」不是針對上癮者，其真正的含意就是我們相信無論如何只要不與「罪惡」妥協，清楚設立界限，即使有爭執、衝突，只要我們信任神，用溫柔、堅定的態度，劃清界限，時間久了自然可以脫去種種來自「癮」的綑綁。

思考與討論

1. 認為「戒好了」會帶來什麼危險？

2.「斷戒」完成後，最重要的是什麼？

3. 以「家庭」作為戒癮者踏入社會的「中繼站」有何優
   缺點？如何補救？

第十三章

內在心態的調整

人不制伏自己的心，
好像毀壞的城邑沒有牆垣。

——箴言 25 章 28 節

Cure &
Care for
Addicts

　　「戒癮」其實就是一場「心思的戰爭」。在前文「上癮的循環」中指出，當人經歷了上癮的快感，即使暫時遠離，但是遇見挫折、壓力時就很容易「躲進」任何成癮之中，因此戒癮的人必須要擁有「對抗挫折」的能力，也就是心思意念的問題。

　　聖經有段話是父親對孩子說的：「你要保守你心，勝過保守一切，因為一生的果效由心發出。」（箴言 4 章 23 節）也就是保羅所說的「攻克己身、叫身服我」（哥林多前書 9 章 27 節）治療上癮是一場心思的戰爭，「心思意念」是一切的源頭。

　　心思意念的調整大致分四大類型：一、改變思想；二、學習說「不」；三、改變態度；四、飛越沮喪。

▶ 改變思想

　　上癮者的「心思」影響「態度」，「態度」帶來「行為」，通常人們只會針對最後產生的犯罪行為加以修正或勸導，但這樣不能解決問題，最重要的是改變他們處理挫折及內心的背逆。

　　絕大多數的上癮者長久以來都是「物質導向」，他們認為快樂就是物質慾望的被滿足，缺乏精神層面的觀點，他們會認為給錢或他們所需要的物質，就會帶來快樂，性行為就

是相愛。他們的基本心態有兩大盲點：

一、放大自己的挫折，在別人看來只是小問題，而上癮者卻認為是「世界末日」。

二、看不到事件的正面意義，他們習慣用自己的角度看問題。

因此他們要學習用不同的角度思考問題 ⑯。舉例：

■ 例一

負面思想　事件：失戀 → 思想：背叛 → 情緒：憤怒 → 行為：報復

正面思想　事件：失戀 → 思想：不適合 → 情緒：平靜 → 行為：感謝主

■ 例二

負面思想　事件：失業 → 思想：我失敗、沒用 → 情緒：抑鬱 → 行為：酗酒

正面思想　事件：失業 → 思想：下次要改進 → 情緒：平靜 → 行為：找工作

■ 例三

負面思想　事件：被誤會吸毒 → 思想：你認為我吸毒，就

⑯《上帝的幸福學》，高偉雄著，橄欖華宣出版，頁49。

吸給你看 → 情緒：憤怒不平 → 行為：再次吸毒

正面思想　事件：被誤會吸毒 → 思想：我要更加努力 → 情緒：鬥志高昂 → 行為：證明清白

　　這中間最大的關鍵在於「思想」，輔導上癮者比較困難的是通常我們只能看到最初的「事件」以及最後的「行為」，在轉化行為的過程中我們看不到的「思想」，有時候也察覺不到「情緒」的變化。這是預防再度上癮的最大障礙，因此如果有機會讓他們說出「思想」，就有機會避免產生負面情緒及行為。

　　這也是為什麼參加支持團體非常重要的原因。他們必須找到有機會分享思想及找到情緒的出口，我稱為「上癮的預防」。

　　學習用另外的角度看事件，可以避免產生負面的情緒。所謂「新的思考」角度就是：「應當一無掛慮，只要凡事藉著禱告、祈求，和感謝，將你們所要的告訴神。」（腓立比書 4 章 6 節）這段經文強調「凡事感謝」，就是發生不好的事情也要感謝，在負面的事件中發現值得感謝的事，這不是阿 Q 精神，而是「看事情的角度」。

　　上癮者總是習慣以自我為中心，因此邁向康復的第一件事是就是用正面的角度看事情，會帶來不一樣的結果。

➡ 勇敢說「不」

「自我控制」的相反就是「自我放縱」。控制什麼？又放縱什麼？其實就是「肉體」，也就是「慾望」。癮頭發作的原理就是「我要、我要、我再要」，也就是對「慾望」的索求無度。

上癮不僅是心理的依賴，也是身體的化學反應。賭博和看色情網站雖然沒有物質進入身體裡面，但卻會引起大腦的變化產生身體的快感。有上癮性格的人不懂得深思熟慮，遇見試探想到的就是「肉體的快樂」，好像是被迫要採取「接受」的行動，也就是當他們遇見可以讓他們快樂的人、事、物，無法拒絕而被迫「接受」。

戒癮後要學習拒絕肉體的放縱，也就是「自我控制」的能力。當你無法拒絕時，可以採取「思考」、「暫停」，不要立刻衝動行事，在心中默想或尋求他人的意見。

有上癮性格的人通常不會拒絕別人，無論是好的還是壞的。他們已經習慣跟著「感覺」走，「感覺對了」就是對了，例如：「遇見一個女孩感覺很好就對了」、「對我很好就是好人」、「不喜歡參加聚會因為感覺不快樂」……等等，長期下來，他們比較不會判斷「對」與「錯」，而是「感覺好不好」。

上癮者最難說出口的一句話就是「不要」。只要是好

玩、感覺好就是「好」，薄弱的自我控制是上癮者最大的障礙，因此學習「如何拒絕」是「戒癮」最重要的功課。

　　真正的戒癮要學習「接受與否」的標準不再是「感覺」，而是「知識」。這個「知識」就是：「我知道我是有價值的，這件事（藥物、色情、賭博等）會傷害我自己和我的家人，所以我必須拒絕。」

　　「逃避」是上癮者的「天性」。上癮者就是無法面對困境而躲入成癮之中，習慣對於讓他們不怎麼快樂的事會採取逃避的態度，例如：別人邀請到教會，他們不會拒絕，而是「不回復」。

　　功課遇見挫折不會想要努力，而是「逃避」。當別人邀請他們到好玩的派對，他們就會立刻跟著走。當他們走到百貨公司遇見推銷的櫃姐，即使沒有意願購買，但還是無法拒絕，最後還是掏錢買下不需要的物品。有些孩子因為無法面對父母的噓寒問暖，而採取「逃避」的態度，索性搬離開家，他們知道父母是對的，但是勝不過自己的慾望，於是選擇逃避不去面對。

　　然而只是說「不」還是無法克制內心的慾望，因此必須讓自己「活在透明」中，也就是讓自己的慾望攤在別人面前，也就是當你「想要」的時候，可以將心中的「想要」告訴信任的家人或朋友。

　　或者，可以請家人定期尿篩，遠離藥頭的住處，不要讓

自己的眼光接觸任何與酒相關的畫面，斷絕家中的網路等等也就是中國人所說的「趨吉避凶」。經常閱讀聖經中的箴言可以幫助我們勇敢說「不」。

➤ 調整態度

　　另外一個自我保護避免落入上癮的方法就是「態度」。「態度」是成為新造的人最重要條件，它就好像食物的調味品。沒有調味品的食物一定索然無味，我們通常會說這道菜很好吃，而不會說這道菜裡面的「鹽」調得很好。態度就是「調味品」，任何的工作與學習，結果並不重要，重要的是「態度」。

　　如果我們向人道歉而態度高傲，那麼這個道歉不會帶來任何結果。當我們評估一個新造的人不是看他「做的結果」，而是要在乎他的「態度」。例如：認真、負責、誠實、努力等等，而不是工作、薪水、成績。

　　什麼是態度？就是對事情的想法和反應。戒癮過後遇見事情總會產生許多負面的想法，我們要幫助他們能夠看到事情的正面與積極面。就好像當我們吃飯不會太在意桌子如何，而是會比較在意菜是否好吃。邁向康復的人要帶領他們看到上帝當初創造的目的：「神看一切都是好的」。因為「看法」會影響「態度」，態度對了自然會帶出好的結果。

上癮期就是成長的「空窗期」，因此不要太注重表現與結果。許多家屬認為年紀大了，吸毒耽誤太多的歲月，要急起直追，其實這是錯誤的。每天的生活習慣與工作態度比薪水更重要，工作的目的不是賺錢，而是藉著工作建立自信及健康的人際關係。態度就是：

1. 慢慢除去驕傲
2. 接受善意的批評和勸告
3. 尊重他人
4. 學習關懷他人
5. 承認自己錯了
6. 當我感到挫折或掙扎，學習相信主的帶領
7. 努力工作、不要懶散
8. 服從有權威的人
9. 接納自己
10. 用藥之前先改變態度
11. 學習饒恕

聖經提出一些要領就是：「不要效法這個世界，只要心意更新而變化，叫你們察驗何為神的善良、純全、可喜悅的旨意。」（羅馬書 12 章 2 節）想法帶來態度，態度帶來結果。下表可看出兩種態度的差異：

負面態度v.s正面態度

負面態度	正面態度
別人找我麻煩	我被糾正
我根本不想聽	我要仔細地聽
我恨他們	我謝謝他們關心我
我要找他們算帳	我可能錯了
這不干你的事	如何避免產生誤會

　　當你說「我可能錯了」並不代表真的錯了，而是「避免產生衝突」。許多事情並沒有對錯，只是大部分的人都有盲點，特別當你道歉的對象是有權柄的，這也可以保護自己。輔導者要幫助戒癮的人認清：任何人都會有盲點，當別人指正你並不代表別人找你麻煩，聖經上說：「要快快的聽、慢慢的說。」這就是態度的改變。

➡ 飛越沮喪

　　絕大多數的上癮者都有「沮喪」的問題，嚴重者會有憂鬱症的傾向。他們長期依賴藥物及刺激性的上癮源頭，一旦失去了，就很容易產生沮喪，然而周圍的親友卻很難察覺，以至於無法提供及時的幫助。

　　他們可能會表示「心情不好」，一般人心情不好會找人

傾訴，或到郊外走走，或藉著禱告將一切憂慮卸給神。但是上癮者則不然。前文提及上癮是生活習慣也是「心癮」的問題，要戒掉這種「讓心情變好」的習慣，是非常困難的。因此當他們「心情不好」（其實就是沮喪及憂鬱症）要如何面對？就是避免再犯的重要因素。

當人想要尋死，或覺得人生無望，可能要求助醫生，因為可能罹患「憂鬱症」。我有朋友因為環境的巨大變化，產生憂鬱症的傾向，多次自殺未遂，讓周圍的親人擔心不已，親友想盡一切辦法陪伴、勸導都無效，最後只得尋求醫生的幫助，經過檢查原來是大腦產生病變，經過幾個月藥物治療逐漸痊癒，現在的她快樂有自信，非常樂意將自身的經歷分享給有需要的人。

許多藥物濫用者也一樣，長期濫用藥物的結果極有可能產生憂鬱症的傾向，必須透過醫療檢驗是否有大腦病變而產生憂鬱症的問題。

如果沒有大腦病變的問題只是沮喪，令人行動無力，輔導者要幫助他們不要讓「沮喪」成為「絕望」。相反的「沮喪」有時候會推動人下定決心，解決問題，尋找新的出路。例如：找工作不順利、人際衝突、被朋友背叛等等，這些都是重新學習的機會，關鍵在他們是否願意「講出來」？當他們感到沮喪時，身邊的親人是否能夠察覺？

當他們戒癮完成之後，需要可信任的人在身邊鼓勵、監

督，讓「沮喪」成為改變的助力。而我看到的卻經常相反，真是非常可惜！

　　曾經有個案由於長期吸毒的結果，母親無法承受壓力，索性自己搬離開家，讓孩子獨自留在家中自己生活。沒多久孩子被逮捕進入勒戒所，由於學有專長，勒戒過後很快找到一份還不錯的工作，母親由於長期被孩子干擾生活，不願意搬回和孩子居住，想給他一個教訓，沒多久孩子又再度落入吸毒的景況。

　　我覺得非常可惜，因為這位母親其實對毒品相當有概念，也非常了解孩子，但是當他步入社會工作的關鍵時期，母親卻選擇「缺席」，母親說：「我還是有請他吃飯，偶而探望、經常 line 給他啊！」其實這些都是不夠的。

　　當他們再度就業、步入社會，心中是恐懼的，他們心智年齡還是停留在「青春期」的階段，此時如果身邊有人可以分享步入社會的點滴是非常重要的。

　　我能理解家人的痛苦不得不「逃離」現場，但正確的做法不是逃離，而是當他們吸毒時請他們離開家，當他們願意改變再歡迎他回家，而你總是會在家中等待他們！

思考與討論

1. 改變思想、勇敢說不、調整態度及飛越沮喪的關連性是什麼？為什麼內在的改變很重要？

2. 若是有可能，請將本章列印給戒癮者閱讀，並和他們討論最常有的負面思想是什麼？

3. 將「自己的思想說出來」是非常重要的康復步驟，如果沒有機會與人分享或分享的對象錯誤，會帶來什麼結果？

4. 舉例哪些人、事、物是因為角度不同產生不同的看法？如何引導戒癮的人用不同的角度看問題？

5. 當你心情不好時，如何處理？這樣處理的方式優缺點為何？

第十四章

外在環境的改變

近朱者赤，近墨者黑。

——中國諺語

Cure &
Care for
Addicts

　　越戰老兵在戰爭期間曾經服用嗎啡來減低受傷的痛苦，當他們返家時卻不再使用；開刀時總是會使用麻醉劑，出院後不會沉溺在麻醉劑之中；他們都有服用所謂「毒品」的經驗，但是卻沒有上癮。然而沉溺在鴉片、嗎啡等麻醉劑的上癮者卻處處可見，其最大的原因除了心態之外，最重要的就是外在環境的轉換以及人際網絡的連結。

　　我曾經和一位研究犯罪學的教授討論毒品相關議題，那時他剛動完手術出院，他告訴我在開刀期間曾經注入大量的嗎啡，當時的感覺好像上天堂一樣，讓他領悟毒品誘惑的強大。我問他：「你會想再用嗎？」他回答：「出院後忙得要命，學生那麼多、老婆小孩要照顧，那有時間想嗎啡？早就忘記當時的快感。」這就是斷除毒品的基本概念：內在的心態改變和外在環境的轉換。

無毒的生活環境

　　在「有毒的環境」戒毒，如同在酒吧戒酒一樣無效。問題是什麼地方可以保證「沒有毒品」？是家裡嗎？錯！大概只有兩個地方沒有毒品，但是這兩個地方卻讓許多人敬而遠之，那就是「監獄」和「戒毒村」。

　　曾經有基督教的戒毒機構計畫利用報廢的小學建立戒毒村，讓該地區有心戒毒的人可以得到幫助，沒想到村長極力

反對，誤認為會將吸毒的人帶到村中，這實在是大錯特錯，戒毒村通常會對毒品嚴格把關，對地區反毒工作是有幫助的。有人說台東的治安相當不錯，原因之一就是台東擁有六所監獄。

當孩子吸毒惹麻煩，家長總是想盡辦法不讓孩子進監獄，認為在監獄會被欺負或學壞，殊不知只有在監獄，吸毒者的大腦才有機會獲得喘息、恢復正常，才有機會反省自己的人生，這是在監獄以外混沌的生活是做不到的。

我曾經遇見一位在戒毒村畢業後進入社區大學就讀的弟兄，我知道吸食安非他命的人，需要相當長的時間隔離毒品才有可能恢復，我驚訝他的成績居然不錯，他告訴我這些年來經常惹事生非，家人沒錢幫他請律師，因此大半的時間都在監獄度過，可能是因為在監獄沒有吸毒，大腦沒有破壞那麼嚴重。無論是戒毒村或監獄都是無毒的生活環境，相對的我們認為最安全的「家」反而有可能是最危險的地方。

從前在我們的觀念裡「家」就是避風港，但放眼今日網路的興起、毒品的氾濫，讓上癮的誘惑隨時可以「宅配」。在家中可以輕易地觀看色情網站，毒品可以隨時快遞到家。要做到「戒癮」的第一步就是確認所處的環境沒有毒品、沒有誘惑。

如果你的鄰居在吸毒那就趕快搬家，如果被同學誘惑那就轉學，如果工作場合需要喝酒那就換個工作，在車上吸

毒就把車賣掉……任何有能喚起「舊記憶」的都必須要被換掉。戒癮如作戰，不可能不付代價就會自然好！不僅如此，家中有抽菸的最好把菸戒掉，有酒瓶的最好也丟掉，在工作時吸毒的就要告知老闆。這就是免落入試探，同時也宣告「新生活」的開始。

　　當上癮者邁入社會的「初期階段」，這些措施是有必要的。多年前我曾經賣房子、賣車子，就是為了讓孩子丟掉舊的記憶、有新的開始。如果真的無法搬家，起碼能夠換房間，可能在他的房間會有「庫存」，而你不知道藏在哪裡。所謂「初期階段」有多久？至少五年。

　　我認識戒毒村期滿返家的弟兄，剛開始一切正常，回到大學按時上下課，沒想到有一天在回家的途中發現針頭，於是走著走著就到了以前一起吸毒的朋友家中，發現他的時候已經倒在路邊吸毒過量不省人事……。也有孩子出事入了監獄，但是出獄後母親將車交給孩子，上了車那個吸毒的「舊記憶」又回來了，況且車上還藏有毒品的「庫存」，很自然地又「回去了」。

　　我也曾經遇見網路遊戲上癮者的母親，為了讓孩子恢復正常，搬到沒有網路的鄉下。任何「舊記憶」都是上癮的提醒，必須要確認生活在無毒的環境，才有機會將「癮」戒掉。這是一場無聲的戰爭，沒有付出代價，上癮者是不會恢復的。

經過一段時間頭腦清楚了，要了解成癮的源頭是什麼？在哪裡用？什麼情況之下用？戒掉色情網站的人要避免獨處，建立自信。戒掉賭癮的人身上最好沒有現金、金融卡。任何讓他們再度上癮的人、事、物都必須隔離。

➡ 新的友誼圈

這是最困難的部分。上癮者長期封閉自己的結果，通常沒有朋友，大多是毒友或網友，因為自卑的關係很難敞開心門接觸「正常」的朋友。即使有人願意主動伸手邀約，也不容易答應，閉門羹碰久了，朋友就不再邀約。

曾經有位教官感嘆缺乏這些迷惘孩子的陪伴者，我問他：「教會呢？」事實上教會的團契或小組是可以幫助他們的，但是這位教官回答：「教會都是乖乖牌，很難和他們打成一片。」事實上只有教會的年輕牧者可以不計代價地付出關懷，關鍵在教會是否有機會讓這些孩子能夠自然而然地融入而不會覺得自卑？

在台灣有更生團契，有專為受刑人出獄後預備的聚會，在那裡可以找到過來人，成為他們的朋友。歡慶更新（Celebrate Recovery）聚會可以成為他們的幫助，也可以打聽哪間教會有相同經歷的傳道人，讓這些有心戒癮的人在尚未建立新的友誼圈時，有情緒出口的管道。

　　同時也要建立「一般」的朋友圈，以興趣為主的朋友，如：登山隊友、健身同好、游泳隊、拳擊教練等等。如果有可能，最好更換手機或將手機內的聯絡人清除。我們沒有辦法強迫交朋友，但是可以幫助他們建立新的友誼環境，例如：邀請同年齡的朋友到家中聚會，鼓勵參加有趣的營會，請他們的朋友吃飯等等。

　　當人們心中有神，知道自己的明天在主的手中，就不再害怕寂寞。上教會如果沒有追求真理的心，只是在找朋友，也會失望。主耶穌說：「人為朋友捨命，人的愛心沒有比這個大的。　你們若遵行我所吩咐的，就是我的朋友了。」（約翰福音 15 章 13-14 節）只有找到耶穌這位真正的朋友，才不會感到寂寞。但是信仰的建立很難一朝一夕，需要有渴慕的心，關鍵在前一章所描述是否自覺「不能再這樣下去？」以及危機處理是否得當？

▶ 被監控的金錢流向

　　有毒癮的人心目中「金錢」等於「毒品」。給毒蟲錢就是餵他毒品。曾經有妻子將孩子的學費交給先生轉給學校，結果就是跑去賭博。那位先生不是不愛孩子，也不是不負責任，而是「勝不過自己的慾望」。

　　也有個案經過一段時間的奮戰，孩子願意被監控並且在

家中戒毒，但是平時加油、吃飯都需要錢，於是父親給他非常少的零用錢，沒想到他卻省下零用錢買毒品，父親非常傷心，不知如何是好。經過評估後，發覺個案只是偶而為之並未成癮，於是我建議家長以信用卡代替現金，並且每天察看信用卡的流向是否異常。

　　我也建議台灣的家長以悠遊卡或加油站的儲值代替現金。其目的就是將金錢放在「可監督」的環境中。若是想要戒癮的人有能力自己賺錢該怎辦？方法就是盡量減少他身邊的金錢流量，例如：住在家中就必須負擔房租及生活費，規定將薪資交給家人保管……等，以避免誘惑產生。

　　我曾經輔導過的個案，戒毒兩年表現一切良好，在外地租屋上大學，尚未離家就學之前答應母親可以監控帳戶、手機及學校成績。母親每天察看銀行帳戶，不料發現有不明的現金流向，於是去電詢問，卻一直等不到回電，母親焦急地問我該怎麼辦？我建議既然擔心就買張機票探望一下吧！

　　記得母親當時發現異常的金額只有美金 40 元，但是卻花了 400 美金買機票，當母親下飛機後直接飛奔到孩子住處詢問這筆金錢的流向，孩子雖然對母親的舉動十分不滿，但承認因為無聊有用過一點點大麻，並且保證絕對不再使用。從此以後就沒碰過任何毒品。

　　如今這個孩子已經大學畢業，找到自己很喜歡的工作。當年母親在關鍵時刻即時的反應與監控，在孩子尚未成癮之

前即時斷絕，其關鍵就是在於對金錢的監控。

　　當我們監控孩子對金錢的使用狀況時，不是「金錢用多少？」而是「錢用在哪裡？」牢記：**監控不是限制**。許多父母禁止孩子花費，卻不知道錢用在哪裡。毒品價格越來越低廉，染毒的孩子寧可不吃飯也要用毒品，因此我們不是要限制孩子使用金錢，而是要關注「錢怎麼花？」

　　也有家長問我：「總不能監控孩子一輩子吧？」其實也不盡然，當他找到人生的目標與興趣，並且開始持續邁進，就可以慢慢放手，但這個過程可能要很長的期間。總之在他沒有賺取足夠的金錢可以完全獨立（自己負擔住屋、生活費等）之前，就必須要接受監控，直到他真正獨立為止。

▶ 工作、學習與運動習慣

　　吸毒、酗酒、色情網站成癮其實是一種「習慣」，因此我們要建立另一種正常的生活習慣來取代原先的不良習慣。盡可能將生活單純化，每天照表操課。例如：早睡早起、三餐定時等等，不要有太大的變化。

　　任何能夠帶來成就感的人、事、物都要盡量去做，敦促找工作不是要他賺錢，目的是藉由「工作」帶來成就感，同時也讓他知道：「總要勞力，親手做正經事，就可有餘分給那缺少的人。」（以弗所書 4 章 28 節）「工作」也是重新踏

入社會最好媒介。工作可以重建他們的人際關係、技能，學習順服、勤勞等，許多孩子不去工作整天賴在家，而家長卻無可奈何，關鍵還是在「是否堅持」？

如果孩子有吃有住，每天坐在沙發看電視、打電動，何必辛苦賺錢？家長不是逼迫孩子找工作，而是幫助他了解必須「自己負擔」生活費用，即使住在家裡也必須付房租，這一點華人父母很難做得到，他們總會認為孩子離開家是不安全的，當孩子住在家中幫他們洗衣燒飯，不要求做家務，間接助長了「啃老族」以及不良習慣。

許多藥物濫用者大都有犯罪紀錄，即使有心悔改也很難找到適合的工作，加上沒有一技之長及自卑感作祟，此時需要社會、教會及家人的幫助，如果工作的伙伴能夠理解其背景，會有更大的幫助。

曾經在台灣南部遇見一位姊妹告訴我在 Good TV 聽過我的見證，非常感動決心戒掉十年的毒癮，而我認為應該不僅如此，探究原因她之所以能夠徹底脫離毒品的綑綁，除了永不放棄的母親外，更重要的是她遇見非常好的教會小組長，長期關懷陪伴，還幫她找到教會弟兄經營的餐廳工作，現在的她不但健康有自信，同時還晉升為店長。

長期上癮的人主要人格特徵就是「過度專注自己」，因此要學習眼光從自己轉移到別的事物上。「新的學習」就是非常好的移轉。新的學習最好以藝術、音樂、運動為主，原

因就是「比較有趣」，同時可以陶冶性情、培養興趣，重點在「持之以恆」。任何上癮的目的都在獲取「短暫的快樂」，他們可能從來沒有經歷「學習」帶來的快樂及成就感，而新的學習就是幫助他們從學習中發掘他們的潛力，培養自信。

　　曾經走訪台北新生命小組教會，很驚訝他們居然有「彩繪指甲」小組、「爵士鼓」小組、「模特兒」小組、「戲劇」小組、「烹飪」小組等等。也有傳道人藉著教導街舞陪伴迷惘的青少年，南部有教會舉辦「職業探索」訓練營會，這些都是非常好的「替代品」，藉著有趣的活動幫助孩子認識自我，填補空虛。

　　許多藥物濫用者都有憂鬱症或過動症的傾向，而「運動」正是最佳治療劑。特別是需要流汗的運動。運動過後大腦會釋放「多巴氨」，讓心情變得比較愉悅，有助於抒解壓力及挫折，是最佳上癮替代品。

　　曾經有個案從小就有過動傾向很難專注，青少年時期染上毒品混幫派，但是對「功夫」很有興趣，只是用在討債、幫派，惹事生非，終於成了階下囚。當他徹底悔悟後，轉移注意力，重拾以往對「功夫」的熱忱，經過一番努力後成為非常好的拳擊選手，徹底脫離毒品的轄制，並且成為國手。

　　有戒毒所的弟兄問我「癮」上來了怎麼辦？我的回答就是：「跑步流汗。」

思考與討論

1. 外在環境的改變，必須建立在成癮者有意願戒的情況下，才有機會改變，但如果對方不願配合，該如何處理？

2. 以上「外在環境」的改變，就你而言最困難做到的是那一點？為什麼？

3. 請比較「禁止」、「限制」和「監控」的不同？離開成癮一段時間後最重要的是什麼？

4. 用正確、向上的朋友代替舊有的朋友圈，會遇見什麼困難？要如何克服？

5. 當我們採用「監控」來幫助戒癮者，會不會讓他們覺得不舒服或不被信任？應該避免什麼樣的態度？又應該採取什麼態度？

第十五章

真實的康復：復發

向下墜落從不曾是結果，
事實上它造就了反彈。

——Richard Rohr

Cure &
Care for
Addicts

➤ 復發的真相與假象

　　「為什麼他總是戒不掉？」、「不是已經好了嗎？怎麼又犯了？」——「復發」是所有上癮者及其家屬的惡夢。好不容易戒掉，但終究敵不過誘惑。許多在戒毒村表現良好、徹底悔改的弟兄，一旦踏入社會、回到家庭，沒多久又跌倒了。讓許多曾經幫助過他們的人非常失望，家人更是傷心透了！然而**真正的康復總是在跌倒過後產生**。

　　　什麼是復發？我們以為停用一段時間，再度使用稱為「復發」，對上癮者而言這是錯誤的。「復發」並不是當他再度使用酒精、毒品、色情網路的那一剎那開始，復發真正的定義應該是當他開始自以為是、壓力升高、欠缺判斷力的時候就「已經復發」。

　　酗酒、用藥只不過顯現復發的結果而已。**復發並不是一個「意外」，而是一個「過程」，是因為一連串的決定導致最後的一個步驟：再度使用**。因此許多人在復發的初期缺乏這樣的認知，以致最後落入所謂復發的陷阱。更糟糕的是許多戒毒所及身旁的家人都沒有這樣的認知及相關教導，直到最後一個階段用藥或酗酒才被發現，於是陷入一連串的爭吵、責怪，這樣的結果會導致上癮者認為自己無藥可救，所幸乾脆不戒，反正戒不掉。

　　復發是有跡可尋的，絕不是表面的再度使用毒品或酗

酒，復發的步驟：

否定事實、自以為是 → 壓力升高 → 缺乏判斷力 → 使用毒品（酒精）

　　耶穌曾經給戒癮的人一句話，值得牢記：「人若賺得全世界，賠上自己的生命，又有什麼益處呢？人能夠拿什麼換生命呢？」（馬太福音 16 章 26 節）「自以為是、偏行已路」是導致復發的開始，他們認為停用一段時間就安全了，缺乏日常的警戒與學習，還是依循過去的生活模式，沒有發展全新的生活方式，導致復發並不意外。

　　「以為好了」並不代表「真正好了」。許多上癮者已經長期「被訓練」如何躲避查驗（如：攜帶假尿等）。家長態度不一致也會促使孩子「在夾縫中求生存」。基督徒的家長認為孩子只要上教會就不會有問題，上癮者也認為參加醫治特會就會好，這些都是誤解。為什麼基督徒要每天靈修、讀經、默想？就是要保守我們的心勝於一切，更何況戒癮的人？

　　曾經有位傳道人的孩子告訴我，他曾經邊吸毒、邊帶敬拜，但是沒有人知道，家人還誤認他已經變好、浪子回頭了！換言之其實他們從來沒有「康復」過，因為毒品從未離開過他們的心理，只是沒有機會使用而已，並不是真實的康

復，只是擁有康復的「假象」而已。

康復的假象：以為做到就代表完全康復，讓人心生鬆懈而產生復發。其特質是無法維持長久，最後還是會被識破。例如：

- 痛哭流涕、下跪發誓
- 找到工作
- 做見證
- 結婚
- 回到學校
- 上教會

真實的康復：內在的、自覺的、不為人知的，卻是最真實的。例如：

- 孝順
- 早睡早起
- 保持警戒：認為自己有可能復發
- 運動習慣
- 尋找適合的教會與小組
- 身上永遠不帶過多的現金
- 願意換手機，刪除不好的朋友
- 隨時向家人報告身在何處？

　　許多復發都只是將上癮當作「疾病」，認為只要進了一年半的戒毒所就會康復，他們就會重獲新生，就如同「出院」一樣，事實上這更是錯誤的。「沒有機會用」並不等於「不想再用」，上癮是「習慣」而不只是「疾病」，只是被隔離沒機會接觸或沒被發現並不是真正的「復發」。

　　許多「復發」或「跌倒」根本不存在，因為從來沒有「真正康復」過。他們內心深處對毒品、色情、網路遊戲、賭博等等的渴望從未削減過。「再犯」的定義應該是戒癮完成後一年以上再度使用者才能稱為「再犯」。但是在戒毒村或在監獄是被迫隔離「不能使用」而不是「不願使用」，兩者差距很大。因此出村或出監後再度使用者不能稱為「復發」，他們可能從來沒有真正「戒過」，只是被迫隔離而已。

　　如果心中從來沒有離開過癮頭，沒有經歷「重獲新生」的喜樂，只有無盡的壓力與苦悶，如果沒有學習如何面對壓力與苦悶，「復發」並不令人意外。即使從基督教的戒毒所畢業也不能保證「從此以後」成為新造的人。

　　許多上癮者不是因為自己醒悟，而是被家人逼進入戒毒所，在戒毒所學會「表面的順服」，內心還存有對癮頭的思念，不會處理壓力苦悶，沒有發展新的生活模式，出村後沒有支持團體，可能只是「乖一陣子」，沒有經歷真實的重生，也許半年後再度復發。當他們再度落入「癮海」之中，表面上看似再犯或復發，但事實上沒有培養足夠的能力拒絕

上癮。

　　為什麼許多人從戒毒村或監獄返家立刻落入癮的陷阱中？可歸納以下的原因：

　　1. 魔術般的想法：「如果我不再痛苦，我的問題就能解決。」——這是絕大多數人復發的原因。他們不願意一步一步來，總是認為可以立刻解決問題，只要「快樂」問題就可以解決。

　　2. 被迫隔離：生活在無毒的環境並不能帶來真正的改變，隔離只是第一步而已，真正的戒癮是來自內心更深層的改變，而不是被迫「不用」而已。

　　3. 舊有的朋友圈：從勒戒所出來立刻和原來的朋友連上線幾乎是所有復發的源頭，真實的康復必須經常面臨艱難的選擇，拒絕和原來的朋友往來就是其中的一項。

　　4. 解決問題的方法沒有改變：例如：有些人一旦面臨感情問題就特別脆弱，也有人無法面對生活壓力與挫折如：車子壞了、工作丟了、和鄰居爭吵等等生活中的瑣碎事項都會引起他們的憤怒，進而用成癮來逃避。

　　5. 心中的黑暗面：真實的康復必須全面的降服並且行在光明中，隱而未現的小秘密經常是通往癮頭的秘密通道，例如：偶爾偷看一下色情網站，或偶爾到食用毒品的秘密基地……這些都是藏在心中的小秘密，但卻將我們再度拉進成癮的深淵中。

6. 過度倚賴自己：認為靠自己可以解決問題，沒有每天謙卑地仰望主，對自己的軟弱毫無認知。

許多藥物濫用者在初期階段不容易被察覺，他們通常有工作、生活作息也算正常，家人也認為只要有工作賺錢或回到學校就算正常，但是在他們內心深處仍然存有「熊熊烈火」，一旦遇見「助燃劑」如：失戀、失業、人際衝突等，很容易一發不可收拾。

因此，家屬必須幫助他們建立新的生活方式、找到新的支持團體，更重要的是和他們建立良好的關係，當他們覺得受挫時會告訴家屬或值得信任的朋友，然而這些都需要長期陪伴才能產生果效。

許多家屬長期與上癮者生活，無形中與上癮者的互動模式產生問題，而家屬或輔導總是要當他們再犯後，才會發現上癮不同的起因，逐步幫助他們釐清問題的核心。

復發並不代表無效，戒毒村畢業後再犯不代表浪費時間，村中所有的戒治與課程都是有益處的，只要處理得當，都是全人康復的基礎，關鍵在出村後：

有沒有監督的力量？

有沒有找到原先毒品的替代品？

有沒有發展新的生活模式？

心中有沒有真正的偶像：上帝？

當他們復發後周圍的人必須要有一個態度就是：**「不能**

絕望、只能調整」。「絕望」會讓他們往下墮落，而「調整」
會讓他向上努力。耶穌的門徒跟著祂三年，看過耶穌行各樣
的神蹟，接受訓練與教導，門徒也承認耶穌是主，但是當耶
穌上了十字架，門徒們還是背叛祂。然而耶穌並沒有因此而
放棄他們，反而用無盡的愛將他們挽回，換言之過去三年的
教導並沒有白費，而是成為他們向上的動力。

　　任何的掩蓋都無法長久，最終一定會曝光，顯露真實
的面貌，讓自己及家人看的更清楚，此時才會帶來真實的康
復。正如同前述門徒經歷背叛耶穌而產生真正的悔改動力。
「復發」可以檢視上癮者的內在，帶來真實的康復。

▶ 復發的處理

　　這是一個真實的案例，說明復發的處理原則：

　　傑明在美國基督教的戒毒所表現良好，完成一年半的門
徒訓練課程，村中的輔導認為傑明真的很棒，每次的查經分
享都很不錯，村中剛好欠缺人手，於是將傑明留在村中成為
半職同工，白天在大學上課、晚上看守戒毒村。

　　無論是村中的輔導或是傑明自己都以為畢業代表「已經
好了」，於是傑明開始在晚上偷偷喝酒和抽煙，傑明深深瞭
解村中的作息並且懂得察言觀色，掩蓋得非常好，讓村中的

輔導絲毫沒有察覺傑明的異樣。

　　在一次和村中的輔導衝突過後，傑明暗自決定尋找毒品，給他一點教訓：「就是要吸給你看！」於是傑明變本加屬在中途之家開始吸毒，差點送掉性命……。

　　復發並不是當他開始再度使用才叫「復發」。真正的復發就是當他「想要」再度使用時，就已經復發了。他可能很早就想要用毒品，但是一直沒有機會，有個案表示當他戒完後就想要用毒，心中盤算等存夠了錢、想好了如何不被發現、找到供應毒品源頭，才開始使用，而「想要用」到「真的用」中間大約間隔六個月。

　　前述案例中的傑明其實很早就已經開始動了吸毒的念頭，半夜外出喝酒、開始抽煙就是徵兆，只是沒被發現而已。傑明在戒毒村被迫隔離毒品，但是一旦接觸外界加上村中的輔導輕忽、沒有經驗，以致沒有被發現，就很容易再度落入成癮的陷阱中。

　　當傑明被發現吸毒過量時，母親急忙趕到中途之家陪伴一段時間，傑明被母親永不放棄的愛感動，也深深後悔，理解戒毒所畢業不代表「已經好了」，於是休學返家調整自己的身心靈，一如在戒毒村的作息：早睡早起、協助家務、按時聚會、每天運動，當時我也陪伴一段時間，幫助傑明認識自己的軟弱。經過評估確認他已經悔改，才允許他返回學

校，但是必須由母親監控銀行帳戶及學校成績。

目前傑明不但大學畢業，並且表現優異，被著名大企業網羅，真正成為新造的人。這段復發的經歷其實對傑明日後的康復是有幫助的，十八個月的課程更是日後康復的基礎，關鍵在復發後傑明深深懊悔以及家長沒有放棄。

戒癮者必須認清：復發從「想法」開始，當有想要用的意願時，就應該立即尋求幫助，因此找到可以信任的輔導及按時聚會非常重要。藉著溝通與正向分享，衡量後果及代價，逐步放棄「想要用」的念頭。

➡️ 康復不是「停用」，而是「轉化」

真實的「康復」不是「結論」而是「過程」。康復並不是停止用藥、酗酒、賭博或不看色情網站，**真實的康復是生命的轉變以及生活形態全面調整**，換言之**不是「停止」而是「轉化」**。生命的轉化絕對不能倚靠我們自己的力量，不可能一次解決人生所有問題，也無法在一年半載地改變，必須要不斷地「心意更新而變化」。

絕大多數的「復發」是因為他們從未經歷「康復後」的喜悅，他們只是迫於無奈停止習癮。真實的康復必須從內心真實的降服開始，從心靈深處認知自己的軟弱及無能，並且謙卑尋求幫助。然而沒有經歷復發就沒有真實的降服。因此

「復發」是轉化生命的必經歷程。

如何在失敗中成長？並且經歷生命的轉化？必須經歷三個主要的階段：

第一、改變處理問題的模式

第二、發展健康的生活形態

第三、發展預防復發的方法

前文提及「內在心態的調整」及「外在環境的改變」都是幫助我們達到改變處理問題的模式及發展健康的生活形態，然而第三項的預防再度落入習癮，往往必須透過「復發」才能發現問題根源。「再犯」可以幫助我們更明白真相。這個「真相」就是承認自己是軟弱的，必須倚靠外在監督的力量、內在信仰的力量，才能真正掙脫綑綁。

台灣南部沐恩之家的負責人李國揚牧師從事福音戒毒已經超過二十年，讓我印象最深刻的就是他告訴我，直到如今他都沒有提款卡，身上也沒有過多的現金，薪水一定交給師母保管，如此才能保持警醒，免得落入試探。

連戒毒這麼多年的牧師都這樣，更何況其他剛戒完毒的人？他知道**無論自己多堅強，但毒品的力量更強大**，只有如此才能維持「無毒一身清」的狀態。

前文提及復發其實是有徵兆的，每一個人的徵兆都不同。「預防復發」的方法必須是「每天都能執行的」。曾經有年輕人有看色情網站的習癮，於是他列出偷看色情網站的三

十項害處，每天早上將這三十項害處大聲朗讀一遍再開始他的日常作息。我也常鼓勵手機成癮者不要將手機放在睡覺的房間充電，就是認知自己的無能，才能遠離試探誘惑。

　　最好的預防方法就是每天讀聖經，或默想聖經，〈詩篇〉、〈箴言〉、《荒漠甘泉》都是不錯的選項。上癮是習慣，必須要建立另一個健康的習慣來代替。上癮也和朋友有關，因此要找到你的陪伴者，這個陪伴者不一定要在你身邊，但是你必須要誠實以對，願意讓他來監督你。

▶ 發現戒癮者復發如何處理？

　　1. 立即停止：無論復發多久，都必須立刻停止。不要想像 可以控制或下次再戒，使用越久越難脫離，再度落入習癮就好像房子被燒一樣，你不可能等房子被燒一星期再想辦法滅火，應該立刻停止。

　　2. 再次經歷「轉捩點」：必須要為自己的再犯負責任，將前述的「轉捩點」及「戒癮步驟」再次經歷，通常如果再犯「轉捩點」會更加痛苦，被人棄絕，抱著既然做不到就乾脆繼續墮落下去的心態。此時輔導者要幫助他們檢視為何再犯？如何避免？並且提出可以長期監控的「行動方案」，並且說明「再犯」是檢視自己的最好機會。

　　3. 仰賴恩典：依靠自己的意志力是無法戒掉的。罪是人

的本性，我們的能做的就是「逃避」，而不是「挑戰」，同時必須深刻地認知「靠自己做不到」，只有如此才能夠「做得到」。謙卑地在神與人的面前認罪悔改，從內心深處時刻仰賴恩典，而不是「自己的克制能力」。所謂「恩典」就是不靠自己得著救贖。當我們面對再犯者，應該有的態度是：**不要放棄、有恩典、有機會，而不是審判**。他們曾經走過「沒有上癮」的美好日子，只要「不靠自己」，家人不放棄，就會逐步邁向康復。

4. 持續成長：邁向康復是一條艱辛的旅程，不要幻想生活的艱難會立刻消失，而是要不斷地透過「失敗」學習成長，將眼光轉向基督：「那些屬於基督耶穌的人已經把他們本性上的一切邪情慾望都釘死在十字架上了。既然聖靈賜給我們新生命，我們就該讓他引導我們的生活。」（加拉太 5 章 24-25 節）

5. 愛與接納：他們必須要為自己的再犯負責，同時得到應有的結果，但是當他們真誠悔改願意無條件被監控時，無論是家長還是輔導應該真誠地接納。「接納」的含意不是與罪妥協，而是給他們機會。其實「再犯」就像股票上升曲線，雖然起起落落但整體曲線是往上提升的，歷經復發其實他們自己也很難過。愛與接納會帶來盼望，不至跌落入更大的深淵。

許多家長問我：「接納他，如果他再犯、再胡作非為該

怎麼辦？」我的回答：「家屬必須具備勇氣讓他接受再犯的結果，可能是法律制裁、可能是掃地出門。但是如果個案時刻保持警醒、沒有再犯，就好好享受天倫之樂吧！」

在我輔導的個案中幾乎沒有「不會再犯」，也包括我自己的孩子，當時的我幾乎被擊潰，但是身為輔導兼家長的我，沒有放棄，還是繼續服事這個族群，雖然暗地傷心難過，但是更懂得照顧自己的身心靈，預備迎接孩子回頭的日子。

除了相關家屬團契的成員及親近的家人之外，盡可能不接觸，免得自己二度傷害。經常獨自爬山、接觸大自然，為他們禱告。靠著恩典以及善用「轉捩點」，瞭解再犯的原因，最重要的是他們是否悔改？是否願意棄絕毒品？幫助孩子釐清再犯原因，並且研擬「替代方案」與「監督方案」。和家屬合作逐步將復發的孩子一個一個從「仇敵的手中」贏回來，成為「邁向康復」的人。

曾經有孩子在美國戒毒二年後回到社會，一切看似正常，竟然在附屬的中途之家再度染毒，差點丟了性命，然而家長並沒有因此放棄或責怪任何人，經歷這次復發孩子也非常懊惱，於是我和家長一起發展預防與監督系統，孩子願意接受一切監督與方案，不再倚靠自己。

雖然歷經復發，但是過去兩年在基督教戒毒所的裝備並沒有白費，讓他更加謙卑持續上教會、參加小組，現在的他

不但徹底脫離毒品的綑綁、大學畢業，同時進入他所嚮往的工作：成為高中老師，以自身的經歷幫助許多在成癮中掙扎的青少年！並且以感恩的心到美國戒毒村幫助其他年輕人。

　　和前述的案例一樣，他的父親告訴我：「如果不是經歷那一次的復發，他也不會這麼謙卑地倚靠神。」同性戀者同時也是愛滋病帶原者的袁幼軒教授，之所以能夠脫離毒品與性濫交的綑綁，除了基督的拯救，最重要的就是母親無盡的愛與接納。這就是為什麼我始終認為「家長」是上癮者邁向康復最重要的一環，因為只有父親、母親才不會放棄自己的孩子！才能執行基督「永不止息的愛」！

　　輔導或家屬千萬不要和「再犯」的惡夢綁在一起，無論再犯多少次都是他們的選擇，與你無關，也和「戒癮失敗」無關，這是邁向康復必經的歷程。你能做的就是讓他們經歷再犯的結果，引導他們願意被監督，重新站立起來。用無盡的愛給他們盼望及鼓勵，就像耶穌基督一樣永不放棄：「靠著愛我們的主，在這一切的事上已經得勝有餘了。」（羅馬書 8 章 37 節）

思考與討論

1. 真正康復的意義是什麼？通常我們很容易被哪些表現誤導成「康復」？
2. 「愛是永不止息」這句話用在戒癮過後再犯的人，有何意義？和包容罪或姑息有何不同？
3. 當戒癮者復發而家屬放棄，會產生什麼樣的後果？又失去什麼機會？
4. 「不能用」和「不想用」最大的差異？隔離的盲點在哪裡？該如何補救？
5. 從戒毒村或監獄出來而再度使用，為什麼不能稱為「復發」？
6. 「復發」可以帶來什麼樣的幫助？請舉例說明。

| 結語 |

最後的勝利

「上癮」是最深沉的靈魂墮落，而「靈魂甦醒」則需要漫長的旅程，旅程中總會跌跌撞撞，起起落落。當你所愛的人決心悔改會讓你雀躍不已，但沒多久可能又回到原來的墮落讓你痛心疾首。

聖經上描寫牧羊人尋找迷失的羊，是放掉那九十九隻羊在曠野，付出極高的代價及風險才找著的。「陪伴」也是一樣，必須付上極高的代價。

如果人的一生充滿歡樂、享受，但卻以「悲劇」做人生的收場，那麼就是一場「悲劇」。相反的雖然人生的旅程充滿痛苦與淚水，但在結尾時卻是以「喜劇」收場，人生就會是一場「喜劇」。身為上帝的子民，我們必須懷抱著盼望：「活著就是恩典」、「活著就有希望」。

無論你是家長還是輔導，必須讓上癮者經歷「錯誤選擇」的結果，讓他產生悔改的心，但是更重要的是永不放棄的愛，相信上帝所創造都是「好的」，任何的艱苦過程背後一定有美善的旨意。

耶穌基督救贖我們，並且從死裡復活，代表最終的結局必定是美善的。身為陪伴者不要在乎旅程的長短，而是確定

旅程的終點站是否以「喜劇」收場。

　　失望總是難免，但不要絕望！因為苦難、挫折只是迎接勝利的過程，終點必定是勝利！

上癮的真相

青少年上癮問題及邁向康復之路

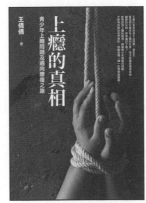

王倩倩 著
定價320元
書號1MC011

不要以為你的孩子不會上癮！

當毒品、酗酒、網路、色情……
各種成癮在青少年生活中蔓延，
親愛的父母，你準備好了嗎？
唯有認清上癮的真相、瞭解青少年面臨的挑戰，
才能有效幫助他們預防、脫離各種「癮」的誘惑與綑綁。

當青少年毒癮、網路癮的氾濫已接近「動搖國本」的境界。當學校、政府、家庭對青少年問題既無奈又痛心。這本書卻猶如黑暗中的曙光提供一個方向，那就是：「唯有父母認清上癮的真相，才能幫助青少年脫離『癮』的轄制。」

這是一本家庭必備的「抗癮之書」。作者透過廣告人生動的文筆，社會學者的觀察剖析、傳道人的宗教情懷、更重要的是一位母親與孩子毒癮搏鬥的心得歷程，讓這本書成為許多家庭的祝福！

如果你曾經為了孩子的悖逆而流淚、心碎、擔憂，甚至求助無門，如果你願意成為這個世代青少年的守護者，這本書不僅提供方法，並且能成為你隨時的幫助。

王建煊｜監察院長　　　　　　　曾勇夫｜法務部長
吳財順｜前教育部次長　　　　　李晶玉｜知名節目主持人
紀惠容｜勵馨基金會執行長　　　孫　越｜終身義工
陳長文｜公益律師　　　　　　　張茂松｜新希望基金會董事長
梁潔瓊｜北美中華福音神學院院長　黃明鎮｜更生團契總幹事
劉民和｜晨曦會總幹事　　　　　　　──熱烈推薦（依姓氏筆畫排列）

國家圖書館出版品預行編目資料

上癮的治療與陪伴：全人關懷心靈輔導手冊 / 王倩倩著. -- 初版. -- 臺
北市 : 啟示出版 : 家庭傳媒城邦分公司發行, 2017.01
面 ； 公分. --(Knowledge系列 ; 15)

ISBN 978-986-93125-4-7 (平裝)

1.成癮 2.戒癮

411.8   105023905

Knowledge系列015

上癮的治療與陪伴：全人關懷心靈輔導手冊

作　　　者／王倩倩
企畫選書人／彭之琬
總　編　輯／彭之琬
責 任 編 輯／彭之琬、李詠璇

版　　　權／吳亭儀
行 銷 業 務／王　瑜、莊晏青
總　經　理／彭之琬
發　行　人／何飛鵬
法 律 顧 問／元禾法律事務所 王子文律師
出　　　版／啟示出版
　　　　　　台北市 104 民生東路二段 141 號 9 樓
　　　　　　電話：(02) 25007008　傳真：(02)25007759
　　　　　　E-mail:bwp.service@cite.com.tw
發　　　行／英屬蓋曼群島商家庭傳媒股份有限公司 城邦分公司
　　　　　　台北市中山區民生東路二段141號2樓
　　　　　　書虫客服服務專線：02-25007718；25007719
　　　　　　服務時間：週一至週五上午 09:30-12:00；下午 13:30-17:00
　　　　　　24 小時傳真專線：02-25001990；25001991
　　　　　　劃撥帳號：19863813；戶名：書虫股份有限公司
　　　　　　戶名：英屬蓋曼群島商家庭傳媒股份有限公司城邦分公司
訂 購 服 務／書虫股份有限公司客服專線：(02)2500-7718；2500-7719
　　　　　　服務時間：週一至週五上午 09:30-12:00；下午 13:30-17:00
　　　　　　24 時傳真專線：(02)2500-1990；2500-1991
　　　　　　劃撥帳號：19863813 戶名：書虫股份有限公司
　　　　　　讀者服務信箱：service@readingclub.com.tw
　　　　　　城邦讀書花園：www.cite.com.tw
香港發行所／城邦（香港）出版集團有限公司
　　　　　　香港灣仔駱克道 193 號東超商業中心 1 樓；E-mail：hkcite@biznetvigator.com
　　　　　　電話：(852) 25086231　傳真：(852) 25789337
馬新發行所／城邦（馬新）出版集團 Cite (M) Sdn. Bhd.
　　　　　　41, Jalan Radin Anum, Bandar Baru Sri Petaling, 57000 Kuala Lumpur, Malaysia.
　　　　　　Tel: (603) 90578822 Fax: (603) 90576622 Email: cite@cite.com.my

封 面 設 計／李東記
排　　　版／極翔企業有限公司
印　　　刷／韋懋實業有限公司

■ 2017 年 1 月 3 日初版　　　　　　　　　　　　　　　　Printed in Taiwan
■ 2022 年 11 月 17 日一版 6 刷
定價 330 元

城邦讀書花園
www.cite.com.tw